건강과 다이어트를 위한 야채 수프·약초 죽

건강과 다이어트를 위한
야채 수프 · 약초 죽

펴낸곳 ㅣ 도서출판 지식서관
펴낸이 ㅣ 이홍식
글.그림 ㅣ 손현택
디자인 ㅣ 디자인 감7
등록번호 ㅣ 1990. 11. 21 제96호.
주소 ㅣ 경기도 고양시 덕양구 고양동 31-38번지
전화 ㅣ 031)969-9311 **팩스** ㅣ 031)969-9313
e-mail ㅣ jisiksa@hanmail.net

초판 1쇄 발행일 ㅣ 2018년 9월 7일

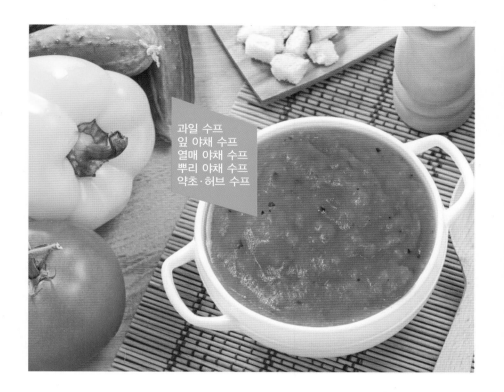

과일 수프
잎 야채 수프
열매 야채 수프
뿌리 야채 수프
약초·허브 수프

건강과 다이어트를 위한
야채 수프·약초 죽

글·사진 손현택

머리말

    평소에 먹는 건강식, 냉장고에 남아 있는 재료로 만들 수 있는 간편식 붐이 불고 있다. 아울러 1인 가구가 늘어나는 요즘 추세에 맞게 여러 가지 반찬을 준비할 필요가 없는 간편식 식사에 대한 관심도 커지고 있는 추세이다.

    인간이 만들어 먹는 주방 요리 중에서 가장 긴 역사를 가진 수프 요리는 프랑스에서 레스토랑 사업이 등장함과 동시에 서구에서 정찬 요리를 즐기기 전 습관식으로 먹는 요리로 발전한 요리이다. 레스토랑 요리의 에티켓 요리인 수프 요리가 요즘의 간편식 요리 붐과 건강식 요리 붐에 맞물려 상대적인 빠른 소화, 재료 배합의 용이성으로 인해 가정에서도 즐기는 요리로 탈바꿈하였다.

    이 책은 가정식, 건강식, 간편식 붐에 걸맞게 우리나라 토산물로 조리할 수 있는 수프 요리에 대해 정리한다.

    수프 요리의 장점은 소화가 빠르다는 점에 있다. 수프 요리는 남녀노소는 물론 병약한 사람들도 빠른 소화력을 보여 준다.

    수프 요리의 두 번째 장점은 냉장고에 남아 있는 채소와 육류로 조리할 수 있다는 점이다. 더 고급 재료를 사용하면 한층 고급스러운 요리를 만들 수도 있지만 냉장고에 남아 있는 재료로도 얼마든지 맛있는 수프 요리를 만들 수 있다.

수프 요리의 세 번째 장점은 영양소의 보고(寶庫)라는 점에 있다. 시중에서 구입한 분말형 수프는 대부분 고형 재료가 없는 제품이지만 가정식 수프 요리는 자신이 좋아하는 야채를 듬뿍 넣을 수 있다. 자신의 몸에 필요한 재료만을 듬뿍 넣어서 만든 수프 요리라면 아무래도 영양소의 보고라고 할 수 있다.

수프 요리의 가장 큰 장점은 야채를 싫어하는 사람들에게 풍부한 식이섬유를 제공한다는 점에 있다. 야채 반찬에 관심 없는 남편과 자녀에게 야채 수프 요리를 제공해 보자. 틀림없이 맛있게 섭취할 뿐 아니라 변비 문제도 해결된다.

2018년 9월
손 현 택

CONTENTS

Part 1 — 과일 수프

Part 2 ― 잎 야채 수프

Part 3 ― 열매 야채 수프

Part 5 — 약초 · 허브 수프

한국 식재료, 한국 산나물 수프 요리

　인간이 국물 요리를 발견한 것은 구석기 시대라고 합니다. 도토리 같은 쓴 맛의 열매를 기근기에 먹으려고 했던 구석기인들은 이것을 구워 먹기도 했지만 움푹 패인 바윗돌에 물과 함께 끓여서 먹기도 했습니다. 요리사들은 구석기인들의 이러한 섭생법과 양생 음식을 국물 요리의 시초이자 수프 요리의 기원이라고 합니다.

　수프 요리는 고대 로마, 중세 유럽의 서민들이 먹던 국물 요리가 17세기경 프랑스에서 비로소 수프(Soup)라는 이름의 요리로 자리를 잡습니다. 수프 요리는 각 문화권에서 독창적으로 발전했는데 예를 들면 스페인의 '가스파초', 러시아의 '보르시', 이탈리아의 '미네스트로네' 요리 등이 그것입니다. 이들 요리의 공통점은 먹다 남은 야채 따위를 넣어서 손쉽게 조리하였다는 점, 식재료의 준비 비용이 저렴하다는 점, 조리법이 간단하다는 특징이 있습니다. 수프 요리는 여러 가지 남은 재료를 물과 함께 간단하게 조리해서 만든 요리

이므로 건강한 사람은 물론 병약한 사람들도 손쉽게 소화할 수 있을 뿐 아니라, 순 한국식 식재료로도 조리할 수 있습니다.

수프 요리의 종류

수프 요리는 주로 액상 상태의 음식, 일반적으로 따뜻한 요리와 차가운 요리가 있습니다. 수프 요리의 재료는 기본적으로 육류, 야채, 물 또는 육수(일반적으로 닭 육수)를 혼합해 냄비에 끓여서 만들며 일반적으로 국물 형태입니다. 프랑스 요리에서의 수프는 두 가지 그룹으로 분류합니다.

1. 맑은 수프

국물이 맑은 수프 요리에는 부용(Bouillon), 콩소메(Consomme)가 있습니다. 부용은 우리나라에서 흔히 보는 육수와 비슷한 요리인데 농축이 강한 것은 육수, 농축이 덜한 것은 부용입니다. 연한 육수 느낌에 풍미를 내기 위해 넣었던 건더기를 그릇에 담아낸 것이 부용입니다. 부용의 한 종류인 콩소메는 건더기 등의 불순물을 제거하고 달걀 흰자로 잡내를 제거한 맑은 국물 형태의 수프입니다. 부용과 콩소메의 건더기 재료는 육류와 갖은 야채를 사용할 수 있습니다. 조리법은 일반적인 육수를 만드는 것과 비슷하지만 맛을 내기 위해 다양한 허브의 향신료를 사용합니다.

2. 걸쭉한 수프

녹말, 곡류, 크림 등으로 농도를 조절한 수프 요리로서 국물이 걸쭉한 종류의 수프입니다. 녹말을 사용한 수프는 퓌레 종류의 수프이고 크림을 사용한 수프는 크림 수프 종류입니다.

국물을 걸쭉하게 만드는 재료로는 녹말, 밀가루, 크림, 계란, 쌀, 렌즈콩, 여러 가지 곡물을 사용할 수 있습니다. 야채로는 당근, 감자, 호박, 샐러리 등을 사용하고 각종 허브 향신료는 물론 입맛에 따라 생강, 마늘을 넣어서 조리합니다. 이 책에서는 주로 걸쭉한 수프인 녹말 수프와 크림 수프를 만드는 방법을 알려 줍니다.

수프 요리의 기원과 발달

1. 수프 요리의 기원

수프 요리의 기원은 정확하지 않으나 기원전 2만 년 전후로 보입니다. 이 당시의 구석기인은 날것으로 먹을 수 없는 식물 열매 따위를 먹을 때 굽거나 끓여서 먹었습니다. 식물을 끓여 먹을 때는 냄비처럼 움푹 들어간 암석을 사용했는데 이런 암석들이 발견되는 것으로 보아 이것을 수프 요리의 기원으로 보고 있습니다.

2. 수프의 상업적 등장

중세 시대의 수프는 집안에 남아 있는 시든 야채와 먹다 남은 빵 쪼가리(빵가루) 등을 넣어서 만든 국물 요리로 알려지다가 16세기경 프랑스에서 상업적인 제품이 등장합니다. 프랑스의 노점상들은 각종 육류와 야채를 고아서 만든 농축 수프를 휴대 음식 비슷하게 만든 뒤 피로 회복에 좋은 음식으로 홍보하면서 판매했습니다. 이 수프는 휴대가 가능했고 가정에서 농축을 풀어 요리했습니다.

이 후 수프 요리는 18세기 중엽 수프를 전문으로 하는 레스토랑이 프랑스에서 등장하면서 레스토랑에서 흔히 먹는 요리로 알려집니다.

3. 현재의 수프 요리

수프 요리는 섭취 목적이 아닌 식습관의 하나로서 소비됩니다. 특히 레스토랑 요리에서는 에티켓의 하나로 취급되어 메인 요리를 먹기 전 먹는 가장 기본적인 요리입니다.

현재의 수프 요리는 쉽게 소화가 되고 영양소를 완전히 흡수할 수 있다는 점에서 건강식의 하나로 인식되어 가정에서도 즐겨 먹는 음식이 되었습니다.

맛있는 한국 자연산 식재료 수프 요리

더 맛있고 영양소가 풍부한 자연식 수프를 조리하는 방법을 찾는 사람들이 많아지는 추세입니다. 사실 수프의 맛이나 영양소는 더도 말고 덜도 말고 메인 재료의 맛과 양에 따라 좌우됩니다.

예를 들어 당귀 수프에 대해 알아 봅니다. 당귀 잎 자체가 맛이 좋은 향미 재료이므로 당귀를 재료로 한 수프 요리는 아무래도 맛이 좋을 수밖에 없습니다. 수프의 맛은 메인 재료의 맛에 좌지우지되므로 재료의 양 또한 중요합니다. 당귀 잎 5g을 넣은 수프 1인분과 당귀 잎 30g을 넣은 수프 1인분은 과연 어느 쪽이 맛있을까요? 당귀 잎 자체가 맛이 있는 재료이므로 넣는 분량이 많은 수프가 더 맛있는 수프로 탄생합니다.

다음은 한국산 식재료로 수프를 만들 때 지켜야 하는 기본 원칙입니다.

1. 원래 재료가 맛이 있는 재료

메인 재료가 맛이 좋은 재료인 경우, 그 재료를 가득 넣을수록 더 수프의 맛이 좋아집니다. 당연하겠지만 메인 재료가 비쌀 경우 수프 재료비도 비싸집니다.

2. 원래부터 맛이 없는 재료

우리나라의 채소나 약초 중에는 맛이 쓰거나 맛이 없는 것들도 있습니다. 이런 식재료는 가득 넣을수록 더 맛없는 수프가 만들어집니다. 따라서 메인 재료가 맛이 없는 재료일 경우, 수프를 조리할 때 다른 종류의 맛있는 재료를 넣어서 맛을 보강할 방법을 찾아야 합니다. 예를 들어 샐러리 잎이면 충분히 맛을 보강할 수 있는 재료에 해당합니다.

나물 연구가 손현택의 한국식 수프 요리의 맛 연구

사과, 귤 종류
시큼한 맛의 재료는 수프 요리와 궁합이 잘 맞지 않습니다.

망고 종류
단맛 재료는 수프 요리와 궁합이 잘 맞지 않습니다.

두릅, 왕고들빼기, 곰취 종류
연하게 쌉싸래한 재료는 수프와 궁합이 잘 어울리고 한국인의 입맛에도 잘 맞습니다.

더덕, 도라지, 씀바귀, 파인애플 종류
매우 쓴맛 재료와 매우 신맛 재료들은 당근이나 감자로 쓴맛 또는 신맛을 줄일 수 있습니다.

오이, 콩나물, 영양부추 종류
상큼한 맛의 재료는 수프와 궁합이 최적으로 잘 어울립니다.

방풍나물 종류
무던한 맛의 재료는 수프와 궁합이 안 맞거나 보통입니다.

수프 요리 맛의 포인트

샐러리 줄기 1개
수프의 맛과 향미를 부드럽고 생생하게 합니다. 어떤 수프 요리에서건 샐러리 줄기 1개를 다져서 마늘과 양파와 같이 버터로 볶으세요. 수프의 맛이 섬세해집니다.

전분 가루
전분 가루는 옥수수 가루, 감자 가루, 고구마 가루가 있습니다. 가격이 비싸더라도 99% 감자 가루로 된 전분을 권장합니다.

프림 수프
전분 가루는 수프 요리에서 휘핑크림과 함께 프림 수프의 향미를 만들어 줍니다. 만일 프림 수프가 싫다면 전분 가루를 넣지 않아도 됩니다. 넣는 분량은 대중없습니다. 전분 10~20g을 물에 희석한 후 조금씩 넣어가면서 원하는 농도가 나올 때까지 넣어 주세요.

휘핑크림
수프 요리에서 크림 수프 향미를 내게 하는 용도입니다. 넣는 분량은 대중없습니다. 먼저 반 컵을 준비한 후 조금씩 넣어가면서 원하는 향미가 나오도록 넣어 주되 적게 넣으면 칼로리 면에서 유리하고, 많이 넣으면 향미 면에서 유리합니다.

소금간과 후추
소금 간은 살짝 짠맛이 나지 않도록 간을 맞추어 주세요. 과하게 넣지 마세요. 수프를 섭취할 때 후추를 뿌리면 짠맛이 보강되기 때문입니다.

과일 수프

파파야 수프

맛있는 열대 과일 수프
파파야 수프

파파야과 상록소교목 *Carica papaya* 2m

　멕시코 남부 원산의 파파야는 부드러운 육질의 열매가 열리는 식용 나무이다. 열매를 먹어 본 콜럼버스는 크림처럼 부드러운 과실 파파야를 '천사의 과일'이라고 극찬했다.

　줄기는 높이 2m로 자라고 잎은 손가락 모양으로 갈라진다.

　꽃은 원줄기 상단에서 잎자루 아래쪽에 달린다. 꽃은 황록색이고 귤나무

파파야 꽃

꽃과 비슷하다.

열매는 초록색에서 노란색으로 성숙하고 열매 안에는 검정색 알갱이 같은 씨앗이 들어 있다.

파파야의 효능

파파야의 과실은 물 88%, 탄수화물 11%를 함유하고 있고 지방과 단백질은 거의 없다. 과실 100g당 칼로리는 43kcal이다. 열매에는 일일 필요량의 75%에 해당하는 비타민 C가 함유되어 있다.

파파야의 껍질과 펄프에는 카로티노이드와 폴리페놀이 함유되어 있다. 시력에 좋은 카로티노이드 성분은 당근 등에도 함유되어 있지만 섭취 시 70% 이상 소실되므로 열매 자체의 영양가는 낮은 편이다.

파파야의 씨앗에는 프루나신(Prunasin)이 함유되어 있다.

파파야 열매의 흰색 액체는 여드름 치료 목적의 파파야 비누를 만든다.

민간에서는 파파야의 잎을 우려낸 차를 말라리아 치료제로 사용한 기록이 있지만 과학적으로 증명된 효능은 아니다.

파파야 수프 만들기

식용 방법

파파야의 미성숙 녹색 열매는 채소로, 노란색 열매는 과실로 식용한다. 녹색 열매에 함유된 단백질 분해 효소 '파파인'은 육류 요리에서 연화 작용을 한다. 성숙한 열매는 날것으로 식용하거나 건과실로 식용한다. 열매는 각종 요리에 넣어 쪄서 먹기도 하지만 일반적으로 파파야 수프를 만들어 섭취한다. 파파야의 싱싱한 과실과 우유를 섞어 만든 주스는 인기 만점이다.

파파야 엶매

파파야 수프의 맛

파파야 수프는 은은하게 담백하고 은은하게 달콤하다. 후추를 뿌린 뒤 섭취하면 상당히 맛있다.

레시피 포인트

취향에 따라 버터나 식용류에 볶지 않고 조리할 수 있다. 버터나 식용류로 볶지 않을 경우 수프의 향미는 조금 떨어지지만 칼로리 면에서 유리하다.

파파야 수프 재료(2~3인분)	
파파야 1개	250g
양파 작은 것 1개	100g
생강 1쪽	5g
전분	2~3작은술
물	1컵
버터 또는 카놀라유	2작은술
휘핑크림	1/2~1컵
소금	적량
후추	적량

파파야 죽 재료(2인분)	
파파야 1개	250g
양파 작은 것 1개	100g
생강 1쪽	5g
밥 1공기	220g
물	1컵
소금	적량
후추	적량
참기름	적량

파파야 수프 레시피

맛 ★★★★★
효능 ★★★

 1. 프라이팬에서 버터를 녹인 뒤 생강(마늘), 양파를 볶다가 파파야 과실을 넣고 볶되 갈색이 되지 않도록 살짝 볶는다. (죽으로 조리할 때는 버터로 볶지 않는다.)

 2. 냄비에 살짝 볶은 재료들과 물 1컵을 넣고 재료가 완전히 익을 때까지 끓인다.

 3. 앞의 재료와 국물을 한꺼번에 믹서나 핸드그라인더로 15초 이상 분쇄한다.
(죽으로 조리하려면 밥 1공기를 준비한다.)

 4. 갈아낸 재료들을 냄비에 넣고 끓인다. 물에 탄 전분과 휘핑크림을 넣으면서 수프의 농도를 원하는 농도로 만든다. 소금으로 살짝 간을 한다.
(죽으로 조리하려면 전분과 휘핑크림 대신 밥, 소금, 참기름을 넣고 조리한다.)

 5. 수프가 걸죽할 경우 물을 보충한다. 끓여낸 수프를 그릇에 담아낸 뒤 파슬리 가루와 후추를 뿌린다.

귤 수프

피로 회복, 변비, 항암에 좋은
귤 수프

운향과 상록활엽소교목 *Citrus unshiu* 3~5m

　과실수로 유명한 귤나무는 일본 혹은 중국 원산의 온주밀감(Citrus unshiu)의 개량종이다. 감귤 혹은 밀감이라고 불린다.

　상록성 소교목인 온주밀감은 높이 3~5m로 자라고 가지에 가시가 없는 것으로 다른 품종과 구별하지만 요즘 볼 수 있는 개량종 귤나무는 대부분 가지에 가시가 없으므로 구별이 애매해졌다.

제주도에는 야생종 귤나무가 자생했던 것으로 보이며 온주밀감은 재배 목적으로 1911년에 제주도에 도입되었다. 온주밀감은 1978년 미국으로도 전래되어 캘리포니아와 루이지애나에서 흔히 기르는 작물이 되었다.

개량종 귤나무의 꽃은 6월에 흰색으로 피고 꽃받침조각과 꽃잎은 5개, 수술은 많고 암술은 1개이다. 열매는 녹색에서 황적색으로 성숙하고 지름은 5~8cm, 통상 10월에 결실을 맺는다. 국내의 경우 조생종·중생종·만생종 등 10여 품종을 재배중이다.

'한라봉'은 감귤의 한 품종으로 일본 농림수산성에서 개발한 품종이다. 국내에서 판매할 때 적합한 이름이 없어 꼭지 부분이 볼록하게 튀어나온 것이 한라산을 닮았다 하여 '한라봉'이란 이름을 붙였다.

천혜향(天惠香)은 제주도에서 새로 개발한 신품종 감귤로 기존의 귤에 비해 크기가 크고 과즙이 풍부해 맛있다.

귤나무 꽃

귤의 효능

귤의 열매에서 약용 효능이 있는 부분은 과실, 겉껍질, 속껍질이다.

비타민 A, C, 구연산, 베타클립토키산틴이 함유된 열매는 당뇨, 항암, 항노화에 효능이 있다.

비타민 C는 면연력 증진, 피부

굴나무 잎

미용, 항노화에 효능이 있고 구연산은 피로 회복에 좋다. 가벼운 복통과 요통에 귤을 섭취한다.

겉껍질과 속껍질은 변비, 식욕 부진, 식중독, 고혈압, 항암에 효능이 있다.

귤 수프 만들기

천혜향 귤

식용 방법

싱싱한 열매는 날것으로 섭취하고 귤의 껍질은 건조시킨 후 차로 우려 마신다.

껍질을 제거한 과실부를 주스로 갈아 마시거나 과자나 케이크, 수프에 사용한다. 열매 통째로 잼이나 효소를 담글 수 있다.

귤 수프의 맛

수프의 맛은 약간 달콤하고 약간 시큼하다. 귤의 시큼한 맛을 줄이고 색상이 변하지 않도록 감자나 양배추 대신 당근을 사용한다. 당근의 무던한 맛이 귤의 시큼한 맛을 덜어낼 뿐 아니라 수프의 영양 성분을 배가시킨다.

레시피 포인트

취향에 따라 버터나 식용류에 볶지 않고 조리해도 무방하지만 수프의 향미는 조금 떨어진다.

귤 수프 재료(2~3인분)	
귤 큰 것(천혜향)	1개
양파 작은 것 1개	100g
생강 또는 마늘 1쪽	5g
당근 반토막	100g
전분	10~20g
물	1컵
버터 또는 카놀라유	1큰술
휘핑크림	1/2~1컵
소금	적량
후추	적량

귤 수프 레시피

맛 ★★★★★
효능 ★★★★

 1. 프라이팬에서 버터를 녹인 뒤 생강(마늘), 양파, 당근, 귤의 과실을 볶되 갈색이 되지 않도록 살짝 볶는다.

 2. 냄비에 살짝 볶은 재료들과 물 1컵을 넣고 재료가 완전히 익을 때까지 끓인다.

 3. 앞의 재료와 국물을 한꺼번에 믹서나 핸드그라인더로 30초 이상 분쇄한다.

 4. 갈아낸 재료들을 냄비에 넣고 끓인다. 물에 탄 전분과 휘핑크림을 넣으면서 수프의 농도를 원하는 농도로 만들어 준다. 소금으로 살짝 간을 한다. 걸죽할 경우 물을 보충한다.

 5. 끓여낸 수프를 그릇에 담아낸 뒤 파슬리 가루와 후추를 뿌린다.

딸기 수프

항암, 노화 예방에 좋은
딸기 수프 & 냉딸기 수프

장미과 여러해살이풀 *Fragaria x ananassa* 30m

딸기의 조상은 남미 칠레에서 자생하는 야생딸기에 대한 연구에서 시작되었다. 프랑스 왕의 명령으로 남미에 파견된 식물학자 '아메데 프랑수아 프레지에(Amedee-Francois Frezier)'는 칠레의 해변가에서 자생하는 야생딸기에 관심을 갖고 연구를 하다가 종자를 프랑스로 가져왔다. 칠레의 해변가에서 자생하는 야생딸기는 유럽산 산딸기에 비해 열매의 크기가 컸기 때문에

딸기 수프

딸기

아무래도 관심 대상이었던 것으로 보인다.

　하지만 아메데 프랑수아 프레지에가 가져온 종자를 프랑스에서 심어 보았지만 열매를 맺지 않았다. 그러자 식물 연구가들이 칠레산 야생딸기와 유럽산 야생딸기를 교배하였는데 이 때까지만 해도 딸기의 열매는 사람이 섭취하지 않았다.

　18세기 말 프랑스 브르타뉴 반도에서 재배되기 시작한 딸기는 19세기 초 영국에서 몇 번의 교배 과정을 거친 끝에 지금처럼 큰 열매가 열리는 딸기 품종이 만들어졌는데 이것을 말하자면 '양딸기'의 기원으로 보고 있다.

　양딸기는 19세기 말에 극동으로 전래되었는데 이 때만 해도 관상용 식물로만 알려져 있었다. 우리나라에는 1920년대에 전래된 후 1943년에 처음 양딸기의 재배를 시작하였다. 현재 국내의 딸기는 우리나라에서 교배한 '설향' 품종이 인기 있고 과거의 인기 품종인 '육보' 품종은 일본에서 만든 품종이다. 우리나라의 딸기는 당도가 높기 때문에 딸기 품종 중에서도 세계적으로

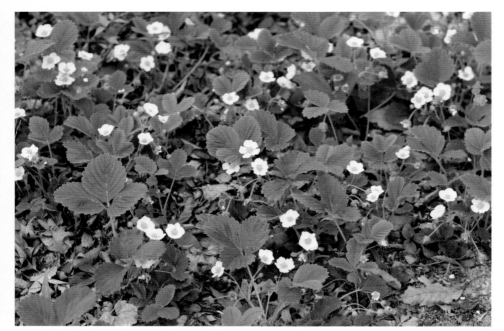

딸기밭

인기 있는 품종이다.

딸기의 효능

딸기 100g은 35kcal의 열량을 가지고 있다. 주성분으로는 탄수화물 8.3g, 칼슘 17㎎, 인 28㎎, 나트륨 1㎎, 비타민 A, B1, B2, C를 함유하고 있다.

딸기의 효능은 시력, 기억력 증진, 치매 예방, 노화 방지에 좋고 식도암, 자궁암, 대장암 등의 항암에도 좋은 성분이 함유되어 있다.

식용 방법

싱싱한 딸기는 날것으로 섭취할 수 있다. 싱싱한 딸기는 주스, 샐러드로 만들어 먹는데 요구르트와 궁합이 잘 맞는다. 수프로 조리할 경우 뜨거운 수프보다는 요구르트를 넣어 만든 냉수프가 맛있다. 과자, 제빵, 케이크를 만들 때 딸기를 넣어 만든다. 각종 샐러드 요리를 데코레이션할 때도 좋다.

딸기 냉수프

딸기 냉수프의 맛

맛은 시큼하고 달달하다. 뜨거운 딸기 수프보다는 딸기 냉수프가 더 맛나다.

뜨거운 딸기 수프의 맛

시큼하고 달달하다. 뜨거운 딸기 수프는 한국인의 입맛에 맞지 않을 수 있다.

레시피 포인트

뜨거운 수프를 만들 때 취향에 따라 버터나 식용류에 볶지 않고 조리해도 무방하지만 향미는 조금 떨어진다.

딸기는 당도가 높기 때문에 냉수프를 만들 때 굳이 설탕을 준비하지 않아도 된다.

딸기 수프 재료(2~3인분)	
딸기 20알	200g
양파 작은 것 1개	100g
마늘 1쪽	5g
전분	10~20g
물	1컵
휘핑크림	1/2컵
소금	적량
후추	적량

딸기 냉수프 재료(2인분)	
딸기 20알	200g
요구르트 1개	120ml
물	1/2컵
휘핑크림	1/2컵

딸기 수프/냉수프 레시피

딸기 냉수프의 맛 ★★★★★
딸기 수프의 맛 ★★★

 1. 뜨거운 딸기 수프를 조리하려면 프라이팬에서 버터를 녹인 뒤 마늘, 양파를 볶되 갈색이 되지 않도록 살짝 볶는다.

 2. 냄비에 살짝 볶은 재료들과 물 1컵을 넣고 재료가 완전히 익을 때까지 끓인다. 싱싱한 딸기 12알을 믹서로 곱게 분쇄한다.

 3. 앞에서 끓인 양파, 마늘을 한꺼번에 믹서나 핸드 그라인더로 15초 이상 분쇄한다.

 4. 갈아낸 재료와 딸기 간 것을 냄비에 넣고 끓이면서 물에 탄 전분과 휘핑크림을 넣어 수프의 농도를 원하는 농도로 만들어 준다. 소금으로 살짝 간을 한다. 걸죽할 경우 물을 보충한다.
(냉수프는 위의 과정 없이 딸기, 요구르트, 휘핑크림, 물을 넣고 믹서로 간다.)

 5. 끓여낸 수프를 그릇에 담아낸 뒤 파슬리 가루와 후추를 뿌린다. (냉수프는 위의 과정 없이 믹서로 간 것을 그릇에 내온다.)

바나나 수프

포만감을 주는
바나나 수프

파초과 여러해살이풀 *Musa acuminata* 3~10m

바나나는 열대 아시아인 인도, 말레이시아, 인도네시아 등이 원산지이다. 바나나를 작물로서 최초로 재배한 지역은 기원전 5,000~8,000년경 파푸아 뉴기니와 동남아시아 지역으로 추정되며 현재는 말레이시아, 인도네시아, 인도, 중국, 필리핀, 브라질, 중앙아프리카 등지에서 대규모로 재배한다. 국내에서는 필리핀 바나나가 유명하지만 바나나의 상업적 경작지는 인도와 중

바나나 꽃

국에 발달해 있다.

　열대 지역에서의 바나나는 높이 3~10미터로 자라지만 국내에서는 제주도
에서 1m 내외로 자란다. 제주도에서 재배하는 바나나는 키가 작다고 하여 흔
히 몽키바나나라고 부른다. 바나나는 흔히들 열매의 껍데기가 노란색이라고
알려져 있지만 품종에 따라 주홍 바나나 (Musa coccinea), 분홍색 바나나
(Musa velutina) 등이 있다.

　바나나의 원줄기는 나무처럼 보이지만 실은 잎집 모양의 헛줄기이고 여기
에 긴 잎자루의 큰 잎이 달린다. 국내에서는
천남성과 식물들이 바나나의 줄기와 같
은 구조이다. 잎은 잎자루 포함
2.7m까지 자란다. 꽃은 잎의 성장
이 멈출 때 미성숙 상태로 개화하
고 꽃이 진 후에는 한 단에 최대

20개의 바나나 열매가 열린다.

'바나나'라는 이름은 서아프리카 원주민들이 사용한 단어인데 이것이 영어, 포르투갈, 스페인어권을 통해 전 세계에 전래되었다. 서아프리카의 바나나는 9세기 전후 이슬람 문명을 통해서 알려진 듯 하며 16세기경에는 서아프리카산 바나나가 포르투갈 선원에 의해 신대륙에 전래되었다. 미국인들이 바나나를 과일로 먹기 시작한 것은 1880년대이다.

바나나 열매

바나나의 효능

바나나 열매의 100g당 영양 성분은 열량 88kcal, 지방 0.3g, 콜레스테롤 0mg, 칼륨 358mg, 탄수화물 23g, 식이섬유 2.6g, 당류 12g, 단백질 1.1g, 비타민 A, B6, C, D, 칼슘, 철분, 마그네슘이 함유되어 있다. 다른 열매에 비해 포만감이 높기 때문에 식사 대용으로 먹기도 한다. 건바나나 열매 혹은 바나나 분말에는 1,491mg의 칼륨이 들어 있으므로 갑상선항진증에 효능이 있다.

식용 방법

싱싱한 바나나 열매는 날것으로 섭취한다. 지역에 따라 튀기거나 구워 먹기도 하고 찜으로 먹기도 한다. 동남아시아에서는 바나나 팬케이크와 바나나 튀김이 별미 음식으로 인기 만점이다. 또한 수프, 스튜, 카레 요리에도 넣거나 디저트로도 섭취한다.

바나나 수프 조리

바나나 수프의 맛

바나나 과육의 대표 성분은 전분과 비슷하다. 바나나 향은 바나나 오일이라고 불리는 Isoamyl acetate 성분이 몇 가지 성분과 결합해서 만든 향이다. 이 향은 싱싱한 열매를 섭취할 때는 부담감이 없지만 수프로 조리할 때는 한국인의 입맛에 맞지 않을 수 있다.

레시피 포인트

취향에 따라 버터나 식용류에 볶지 않고 조리해도 무방하지만 수프의 향미는 조금 떨어진다.

바나나 수프 재료(2~3인분)	
바나나	2개
양파 작은 것 1개	100g
샐러기 줄기	1개
생강 1쪽	5g
전분	10~20g
물	1컵
버터 또는 카놀라유	2작은술
휘핑크림	1/2~1컵
소금	적량
후추	적량

바나나 수프 레시피

맛 ★★★
효능 ★★

 1. 프라이팬에서 버터를 녹인 뒤 생강(또는 마늘)과 양파, 다진 샐러리를 볶되 갈색이 되지 않도록 살짝 볶는다.

 2. 냄비에 살짝 볶은 재료들과 물 1컵을 넣고 재료가 완전히 익을 때까지 끓인다.

 3. 앞의 재료와 국물을 한꺼번에 믹서나 핸드그라인더로 15초 이상 분쇄한다. 아울러 바나나 열매 2개를 분쇄한다.

 4. 갈아낸 재료들을 냄비에 넣고 끓인다. 물에 탄 전분과 휘핑크림을 넣으면서 수프의 농도를 원하는 농도로 만들어 준다. 소금으로 살짝 간을 한다. 걸쭉할 경우 물을 보충한다.

 5. 끓여낸 수프를 그릇에 담아낸 뒤 파슬리 가루와 후추를 뿌린다.

포도 냉수프

시력, 노화 예방에 좋은
포도 냉수프

포도과 낙엽활엽덩굴식물 *Vitis vinifera* 3~35m

포도나무는 개량종을 포함해 대략 10,000여 품종이 있고 주로 지구 북반구에서 재배한다. 일반적으로 싱싱한 상태의 열매를 과일로 섭취할 목적으로 재배하지만 포도 경작지의 대부분은 와인 생산을 위한 시설들이다.

포도의 역사를 알려면 유럽종 포도인 Vitis vinifera에 대해 알아야 한다. 유럽종 포도는 지중해에서 중유럽 및 서남 아시아, 북아프리카 등지에 분포

포도 열매

한다. 재배종 품종의 경우 길이 3m 내외로 자라지만 야생종의 경우 덩굴 길이가 35m까지 자라는 품종도 있다. 우리나라의 머루는 야생포도의 한 종류이다.

포도나무는 공통적으로 잎의 모양이 손바닥 모양이고 열매는 짙은 보라색에서 검은색으로 성숙한다.

포도를 인간이 재배하기 시작한 것은 기원전 3,500~3,000년경으로 추정되지만 조지아의 가다칠리 고라(Gadachrili Gora)의 가정집 유적지에서 발견된 포도 유물과 이란에서 발견된 7,000년 된 와인 단지의 존재로 보아 최소한 신석기 시대부터 포도를 재배한 것으로 보고 있다.

포도와 포도주에 대한 최초의 역사적 기록은 기원전 3,000년경의 고대 수메르어 이야기인 길가메쉬 서사시에서 등장한다. 이를 근거로 할 때 고대 이집트 제사장들은 와인의 존재를 알았을 뿐 아니라 와인을 제사 행사에서 사용했던 것으로 보고 있다.

기원전 750년경 활동했던 그리스의 시인이자 철학자인 Hesiod의 작품에는 포도의 수확과 와인의 제조 방법을 설명한 시가 있으므로 이미 이 무렵의 포도는 상업적으로 경작된 것을 알 수 있다.

고대 그리스와 로마에서 인기 있었던 포도 농장은 중세로 넘어오면서 수도원을 통해 명맥을 유지하면서 바야흐로 '교회가 재배하는 과실'이 되었다. 포도 농장은 기독교와 이슬람의 전쟁으로 잠시 감소하다가 르네상스 시절에

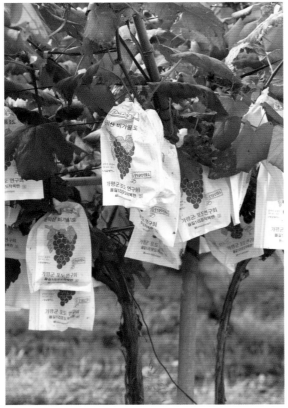
포도 농장

다시 부활한 뒤 유럽의 식민지 개척 시대인 17세기경 신대륙에 보급되었다.

극동아시아의 경우 2세기경 한나라가 중앙아시아의 고대 왕국인 대원(大宛)에서 포도를 수입해 와인을 제조한 기록이 있다.

포도의 효능

포도 100g당 열량은 66kcal, 지방 0.4g, 나트륨 2mg, 칼륨 191mg, 탄수화물 15g, 식이섬유 0.9g, 당류 16g, 단백질 0.6g, 비타민 A, C, 비타민 B6, 마그네슘 5mg을 함유한다. 영양적 가치는 크게 없지만 일반적으로 시력, 항암, 혈액 순환, 치매 예방, 피부 미용에 효능

포도 냉수프 재료

이 있다.

식용 방법

포도는 신선한 열매를 섭취하거나 포도주 또는 주스를 만들기 위해 재배하고 건포도를 만들기 위해 건조한다. 이 중 유럽계 포도인 Vitis vinifera 품종은 전 세계에서 생산되는 대부분의 와인 품종의 모태에 해당한다.

포도 냉수프의 맛

포도 냉수프의 맛은 약간 달콤하고 약간 시큼하다. 소량의 설탕 혹은 소금을 넣어 맛을 중화시킨다.

레시피 포인트

왼쪽은 우리나라식의 간이 냉수프, 오른쪽은 정통 서양식 냉수프의 재료이다.

포도 냉수프 재료(2~3인분)	
씨 없는 포도	100g
오이	1개
요구르트	120ml
물	1컵
휘핑크림	1/2~1컵
설탕	적량

포도 냉수프 재료(서양식)	
씨 없는 포도	100g
계피(향신료)	1/2스틱
블랙후추(향신료)	10알
정향(향신료)	2개
잘게 썬 레몬 껍질	2줄
잘게 썬 오렌지 껍질	2줄
젤라틴	1/2작은술
화이트포도 주스	1컵
화이트 와인	1컵
설탕	적량

포도 냉수프 레시피

맛 ★★★
효능 ★★★

 1. 오이 1개를 깨끗이 세척한 뒤 토막을 낸다.

 2. 씨 없는 포도 40알을 깨끗이 세척한다.

 3. 앞의 재료에 요구르트를 넣고 믹서나 핸드그라인
더로 30초 이상 분쇄한다.

 4. 그릇에 담아낸 뒤 내온다.

노화 예방, 피부 미용에 좋은
파인애플 수프

파인애플과 상록여러해살이풀 *Ananas comosus* 0.5~1.5m

브라질 원산의 파인애플은 열매의 모양이 솔방울을 닮았다 하여 'Pineapple' 또는 'Pine cone'이라고 불린다. 파인애플이 솔방울 모양이라는 용어가 처음 사용된 것은 남미 열대 지방에서 이 열매를 발견한 탐험대에 의해서인데 대략 1664년경으로 보인다. 우리나라의 식물원에서는 아나나스(Ananas)라는 식물이 많은데 대부분 파인애플속 식물들이다. Ananas는 브

파인애플 원줄기 위에 달리는 열매

라질 강변에서 살던 투피족 언어인 Nanas에서 유래된 말로 '훌륭한 과일' 이란 뜻이다. 이 학명은 1555년 프랑스의 식물학자 Andre' Thevet에 의해 붙혀졌다.

파인애플은 밑둥에서 로제트형으로 잎이 올라온 뒤 원줄기가 자라면서 통상 5~10개월 뒤 200여 개의 자잘한 꽃들이 개화를 한다. 개화를 한 6개월 뒤에는 꽃이 사라지고 자잘한 과실들이 원통형으로 군집을 이루는데 이것이 파인애플이라는 열매이다. 원줄기는 높이 2m 내외까지 자라고 열매의 무게는 2~4kg, 녹색에서 황갈색으로 성숙한다. 잎의 길이는 0.3~1m로 자라고 가장자리에 가시가 있다. 파인애플은 Cam 광합성 식물이므로 실내의 공기 정화 식물로도 인기 만점이다.

파인애플의 효능

파인애플 100g당 칼로리는 50kcal, 탄수화물 13g, 당분 9.85g, 식이섬유 1.4g, 지방 0.12g, 단백질 0.5g, 비타민 B1 0.079mg, B2 0.032mg, B3

0.5mg, B5 0.213mg, B6 0.1mg, 비타민 C 47.8mg, 칼슘 13mg, 철 0.29mg, 마그네슘 12mg, 망간 0.9mg, 인 8mg, 칼륨 109mg, 나트륨 1mg, 수분 86%를 함유하고 있다. 주로 망간과 비타민 C를 많이 함유하고 있는데 파인애플 몇 조각이면 망간과 비타민 C의 하루 섭취량 50%를 섭취할 수 있다. 영양학적인 면에서는 피부 미용, 노화 예방에 효능이 있다.

식용 방법

파인애플은 싱싱한 상태로 섭취하거나 피자 토핑, 과일 샐러드, 디저트, 요구르트, 잼, 과자, 아이스크림, 음료수로 섭취한다. 햄버거의 튀김으로도 사용한다. 파인애플 음료수 중 대표적인 브랜드는 '피나콜라다' 이다.

파인애플에서 브로멜린(Bromelin)이란 단백질 분해 효소가 함유되어 있는데 열매보다는 줄기에 많이 함유되어 있다. 브로멜린은 고기를 연화하는 작

파인애플 수프 조리 예제

용을 하기 때문에 육류를 잴 때 파인애플 즙을 넣으면 육류의 맛이 좋아지지만 이 성분이 인체에 미치는 영향에 대해서는 명확한 규명이 없으므로 임산부나 알레르기 환자는 섭취를 피한다.

파인애플 수프의 맛

파인애플 수프는 대체적으로 매우 시큼한 맛을 가지고 있으므로 시큼한 맛을 덜어내는 것이 중요하다. 여기서는 시큼한 맛을 중화시키기 위해 감자(또는 당근)를 넣기를 추천한다. 감자나 당근 대신 양배추를 사용하면 시큼한 맛이 상쇄되지 않는다.

이 레시피에서는 2~3인분 기준으로 감자(또는 당근)를 100g 넣었지만 시큼한 맛을 더 중화시키려면 200g 분량을 넣는다.

레시피 포인트

취향에 따라 버터나 식용류에 재료를 볶지 않고 조리해도 무방하지만 수프의 향미는 조금 떨어진다. 샐러리는 잎이 없는 줄기를 준비하고 다져 놓는다.

파인애플 수프 재료(2~3인분)	
파인애플	3조각
감자(당근) 1/2개	100g
양파 작은 것 1개	100g
샐러리 줄기	1줄
생강 또는 마늘 1쪽	5g
물	1컵
버터 또는 카놀라유	1큰술
휘핑크림	1/2~1컵
소금	적량
후추	적량

파인애플 죽 재료(2~3인분)	
파인애플	3조각
감자(당근) 1/2개	100g
양파 작은 것 1개	100g
마늘 1쪽	5g
밥 1공기	220g
물	1컵
소금	적량
후추	적량
참기름	적량

파인애플 수프 레시피

맛 ★★★★
효능 ★★★

1. 프라이팬에서 버터를 녹인 뒤 생강(마늘), 양파, 다진 샐러리를 볶다가 감자, 파인애플 순서로 볶되 갈색이 되지 않도록 살짝 볶는다. (죽으로 조리할 때는 버터로 볶지 않는다.)

2. 냄비에 볶은 재료들과 물 1컵을 넣고 재료가 완전히 익을 때까지 끓인다.

3. 앞의 재료와 국물을 한꺼번에 믹서나 핸드그라인더로 30초 이상 분쇄한다.
(죽으로 조리하려면 밥 1공기를 준비한다.)

4. 갈아낸 재료들을 냄비에 넣고 끓인다. 휘핑크림을 넣으면서 수프의 농도를 원하는 농도로 만들어 준다. 소금으로 살짝 간을 한다. 걸쭉할 경우 물을 보충한다.
(죽으로 조리하려면 휘핑크림 대신 밥, 소금, 참기름을 넣고 조리한다.)

5. 끓여낸 수프를 그릇에 담아낸 뒤 파슬리 가루와 후추를 뿌린다.

항암, 시력에 좋은
토마토 수프

가지과 한해살이풀 *Lycopersicon esculentum* 1m

　멕시코 남부에서 기원전 500년경부터 재배한 것으로 보이는 토마토는 최소한 메소아메리카 시대 때부터 재배를 해 왔을 것이라고 추정된다.

　토마토는 마야 문명과 아즈텍 문명으로 이어져 오면서 이들 멕시코 원주민들의 소중한 작물이었다.

　스페인의 식민지 개척 시대인 16세기 초 지금의 멕시코 지역에 위치한 아즈텍 도시를 점령한 스페인 정복대는 토마토를 발견한 뒤 이를 유럽으로 전래하였는데 이 때 가져간 토마토는 지금처럼 빨간색이 아닌 노란색이었다. 스페인에 전래된 토마토는 16세기 중엽 이탈리아에서 출연하였는데 이 때 이미 노란색 품종과 빨간색 품종이 있었다. 16세기 말, 스페인은 자국의 식민지인 필리핀에 토마토를 보급하였다. 필리핀의 토마토는 동남아시아와 중국 남만으로 전파된 후 우리나라에는 17세기 초에 들어왔다.

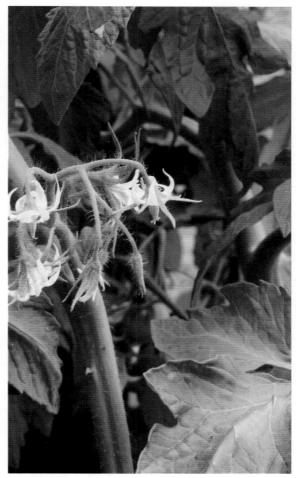

토마토 꽃

열대 지방과 달리 우리나라에서는 한해살이풀로 취급하는 토마토는 높이 1m 이상 자란다. 가지 잎과 비슷한 토마토의 잎은 어긋나기하고 우상복엽으로서 작은잎은 9~19장이고 잎의 가장자리에는 톱니가 있다. 꽃은 마디 사이에서 황색으로 핀다. 열매는 품종에 따라 방울 토마토가 열리거나 큰 토마토가 열리고 녹색이었다가 빨간색으로 성숙한다.

토마토의 효능

토마토

토마토 100g당 열량은 18kcal, 탄수
화물 3.9g, 당분 2.6g, 식이섬유 1.2g,
지방 0.2g, 단백질 0.9g, 비타민 A, B,
B1, B3, C, E, K, 마그네슘, 망간, 인,
칼륨, 리코펜, 사과산, 구연산, 루테인,
수분 94.5g을 함유하고 있다. 토마토의
리코펜과 루테인 성분은 항암, 심혈관
질환, 노화 예방, 시력 보호에 좋다고 연구되었지만 과학적으로 확실하지 않
으므로 토마토를 이용한 건강 보조제에 표기할 수는 없다. 한방에서는 토마
토를 위장, 식욕 부진의 약으로 사용하고 민간에서는 남자의 전립선에 좋으
며, 다이어트 음식으로 소비한다.

토마토 수프 조리 예제

식용 방법

싱싱한 열매는 날것으로 식용한
다. 토마토 케첩, 수프, 주스를 만
들 수 있다. 서양에서는 파스타 소
스로 많이 소비하고 스튜 요리에
즐겨 넣는다. 또한 햄버거, 토스트,

오믈렛, 샐러드의 재료로 사용한다.

토마토 수프의 맛

토마토 수프의 맛은 토마토 스튜와 비슷한 맛이 난다. 후추를 뿌린 뒤 섭취하면 먹을 만하다.

레시피 포인트

기본적으로 물 대신 닭 육수 같은 육수를 사용한다. 다진 바질이 없을 경우 설탕을 대신 사용한다. 때에 따라 토마토 주스나 물을 조금 넣어서 향미를 맞출 수 있다. 전분을 사용하지 않아도 되지만 한국식 수프를 만들려면 아무래도 전분 가루가 필요하다.

토마토 수프 재료(2~3인분)	
토마토	1개
양파 중간 것 1개	150g
마늘 2쪽	10g
다진 바질	2큰술
육수	1~2컵
전분	10~20g
버터 또는 올리브유	1큰술
휘핑크림	1/2~1컵
소금	적량
설탕	적량
후추	적량
샐러리 줄기 1줄	옵션

토마토 죽 재료(2인분)	
토마토	1개
양배추 1~3장	50g
양파 작은 것 1개	100g
청양고추	2개
마늘 2쪽	10g
밥 1공기	220g
칠리 가루(고춧가루)	적량
물	1~2컵
소금	적량
후추	적량
참기름	적량

팁박스

토마토 저장법

토마토의 줄기를 아래쪽으로 하고 저장하면 썩는 것을 방지하고 조금 더 오래 저장할 수 있다.

토마토 수프 레시피

맛 ★★★★
효능 ★★★

 1. 프라이팬에 버터를 녹인 뒤 마늘과 양파를 볶다가 토마토를 넣고 타지 않게 살짝 볶는다. (죽을 만들 때는 재료를 볶지 않는다.)

 2. 살짝 볶은 것에 물과 바질을 넣고 재료가 완전히 익을 때까지 끓인다.

 3. 앞에서 데친 재료를 한꺼번에 믹서나 핸드그라인 더로 1분 이상 분쇄한다.
(죽으로 조리하려면 밥 1공기를 준비한다.)

 4. 갈아낸 재료 전부를 냄비에 넣은 뒤 끓인다. 물에 탄 전분과 휘핑크림을 넣으면서 원하는 농도로 만 든 뒤, 설탕과 소금으로 살짝 간을 한다. (죽으로 조리할 때는 전분과 휘핑크림 대신 밥과 참기름을 넣은 뒤 끓인다.)

 5. 수프가 걸쭉하면 물 또는 토마토 주스를 보충하면 서 농도를 조절한다. 끓여낸 수프를 그릇에 담아 낸 후 파슬리 가루와 후추를 뿌린다.

사과 수프

다이어트에 좋은
사과 수프

장미과 낙엽활엽교목 *Malus pumila 2~5m*

　원산지는 카자흐스탄~중국 서부 지역이다. 인류가 재배한 식물 중 가장 오래 된 식물로 추정되는 사과나무는 알렉산더 대왕이 기원전 328년 카자흐스탄에서 난쟁이사과를 발견했음을 기록으로 남김으로써 역사에도 등장한다. 그 후 유럽과 아시아의 중요한 과실 작물이었던 사과나무는 16세기경 남미 칠레로 전래되었고 17세기에는 미국으로도 전파되었다. 그만큼 인간의 역사

사과나무

와도 밀접한 관계가 있는 사과나무는 그리스 로마 신화는 물론 성경에서도
신비의 열매 혹은 금단의 열매로 언급된다.

사과나무의 조상은 야생 사과의 일종인 Malus sieversii와 그 외 수많은
품종들이며 이들 품종들이 수천 년 동안 개량되어 오늘날의 사과나무 품종인
Malus pumila가 탄생하였다.

사과나무는 씨앗으로 번식하지만 씨앗으로 번식한 사
과나무는 야생종 사과나무처럼 동전 크기의 열
매가 열린다. 과수원에서 사과나무를 재배할
때는 접목법으로 번식하는데 이 경우 시장
에서 볼 수 있는 큰 열매가 열린다.

과수원에서 재배하는 사과나무는 높이
2~5m로 자라지만 야생에서의 사과나무는
최대 10m까지 자란다. 사과나무의 꽃은 이른

봄에 어린 잎이 돋아날 때 함께 개화하고 열매는 가을에 붉은색으로 익는다.

오늘날 사과 농장은 대부분 중국에 몰려 있으며 중국은 전 세계 사과 출하량의 약 50%를 차지하고 있다.

사과의 효능

사과 100g당 영양 성분은 열량 52kcal, 지방 0.2g, 칼륨 107mg, 탄수화물 14g, 식이섬유 2.4g, 당류 10g, 단백질 0.3g, 비타민 A, C, 칼슘 6mg, 철분 0.1mg, 마그네슘 등이다.

주요 효능으로는 감기 예방, 항암, 항노화, 피부 미용, 고혈압 예방에 좋다. 특히 풍부한 식이섬유 때문에 변비 예방과 다이어트 식품으로 각광받는다.

식용 방법

싱싱한 사과를 날것으로 식용하거나 디저트, 샐러드로 섭취한다. 제빵, 제

과의 재료로 사용하거나 칵테일, 음료수 재료로도 사용한다. 주스를 만들거나 각종 소소, 수프를 만들어 먹는다.

사과 수프 조리 예제

사과 수프의 맛

사과 수프의 맛은 시큼하고 달달하다. 시큼한 맛을 중화시키려면 감자 또는 당근을 조금 더 많이 넣는다.

레시피 포인트

신맛을 중화하려면 감자(또는 당근)를 더 많이 넣고, 신맛을 더 내게 하려면 휘핑크림 대신 샤워크림을 넣는다. 옵션인 말린 세이지 분말은 재료를 볶을 때 넣는다. 취향에 따라 버터로 볶지 않고 조리해도 무방하지만 수프의 향미는 조금 떨어진다.

사과 수프 재료(2~3인분)	
사과 중간 크기 1개	250g
감자(당근) 1/2개	100g
양파 작은 것 1/2개	50g
생강 1쪽	5g
물 또는 육수	1컵
버터 또는 카놀라유	2작은술
휘핑크림	1/2컵
소금	적량
후추	적량
말린 세이지 잎 분말	1장(옵션)

사과 죽 재료(2~3인분)	
사과 중간 크기 1개	250g
감자(당근) 1/2개	100g
양파 1/2개	50g
마늘 1~2쪽	5~10g
밥 1공기	220g
물	1컵
소금	적량
후추	적량
참기름	적량

사과 수프 레시피

맛 ★★★★
효능 ★★★

 1. 프라이팬에서 버터를 녹인 뒤 생강(마늘), 감자(당근), 양파, 사과 순서로 볶되 갈색이 되지 않도록 살짝 볶는다. (죽으로 조리할 때는 버터로 볶지 않는다.)

 2. 냄비에 볶은 재료들과 물 1컵을 넣고 재료가 완전히 익을 때까지 끓인다.

 3. 앞의 재료와 국물을 한꺼번에 믹서나 핸드그라인더로 30초 이상 분쇄한다.
(죽으로 조리하려면 밥 1공기를 준비한다.)

 4. 갈아낸 재료들을 냄비에 넣고 끓인다. 휘핑크림을 넣으면서 수프의 농도를 원하는 농도로 만든 뒤 소금으로 살짝 간을 한다. 걸쭉할 경우 물을 보충한다. (죽으로 조리하려면 휘핑크림 대신 밥, 소금, 참기름을 넣고 조리한다.)

 5. 끓여낸 수프를 그릇에 담아낸 뒤 파슬리 가루와 후추를 뿌린다.

숙취에 좋은
냉참외(냉멜론) 수프

박과 한해살이덩굴식물 *Cucumis melo var. makuwa* 1~10m

우리나라의 참외는 인도 원산의 야생 참외가 자연상에서 개량된 것으로 보고 있다. 우리나라와 일본, 중국 등지에서만 볼 수 있기 때문에 영어로는 'Korean melon' 이라고 부른다. 역사적으로는 중국을 통해 전래된 것으로 보고 있지만 유전적으로는 인도의 야생 참외(멜론)에서 기원한다.

참외의 원줄기는 땅을 기며 자라고 잎겨드랑이에 덩굴손이 있어 다른 물체에 기어오른다. 줄기에는 굽은 털이 있다.

어긋난 잎은 잎자루가 길며 손바닥 모양
이고 5~7개로 얕게 갈라지며 가장자리에
톱니가 있다.

꽃은 오이 꽃과 비슷한 노란색이고
6~7월에 개화하며 꽃부리는 5개로 갈
라진다. 열매는 타원형이고 황록색이
지만 개구리참외의 열매는 녹색이다.

개구리참외

참외의 효능

참외는 한방과 민간에서 열매, 잎을 약용한다.
주로 급성 위염, 해열, 정신 장애, 배뇨 곤란, 황달, 알코올 중독(숙취), 각종
마비 증세에 효능이 있다. 열매 꼭지는 구토, 간염, 변비, 매독, 부종에 사용
한다.

식용 방법

싱싱한 참외는 날것으로 섭취한다. 박과 음식처럼 열매를 얇게 깎아 반찬
을 만들어 먹는다. 서양멜론에 비해 당도는 낮지만 서양멜론처럼 냉수프를
만들어 먹을 수 있다.

냉참외 수프 조리 예제

냉참외 수프의 맛

시큼하고 달달하다.

레시피 포인트

냉참외 수프는 냉멜론 수프와 비슷한 레시피이다. 일반적으로 오렌지 주스 1/2컵에 꿀을 섞은 뒤 식초나 레몬 즙을 넣지만 주스가 없을 경우 요구르트로 대체한다. 신맛이 강하므로 단맛을 잘 조절해야 한다.

개구리참외

냉참외 수프 재료(2~3인분)	
참외(또는 멜론)	250g
당근	1조각
매운 고추 1개	옵션
오렌지 주스	1/2컵
레몬 즙 또는 식초	옵션
요구르트	옵션
꿀(또는 설탕)	적량
말린 바질 잎 분말	1장(옵션)

냉참외(냉멜론) 수프 레시피

맛 ★★★
효능 ★★★

1. 당근 1조각과 참외 1개를 준비한다. 또는 멜론을 준비한다.

2. 당근, 참외(멜론), 오렌지 주스를 넣고 믹서로 분쇄한다. 오렌지 주스를 준비하지 않은 경우에는 요구르트 1병으로 대체한다.

3. 꿀과 레몬 즙을 넣어 달콤새콤한 맛을 조절한다.

4. 수프를 그릇에 담아낸 뒤 바질 분말이나 민트 분말을 뿌린다.

시력, 항산화에 좋은
망고 수프

옻나무과 상록활엽교목 *Mangifera indica* 40m

    망고의 원산지는 인도 및 남아시아 일대이고 우리가 흔히 보는 노란색 망고는 대개 인도산 품종이다.

    망고라는 이름은 15~16세기경 인도와 무역을 했던 포르투갈을 통해 인도 토착어인 mangga에서 유래되었다.

    남아시아 일원에서 식용했던 망고는 기원전 500년 전후 동남아시아로 전

래되었고 10세기 전후에는 아프리카로, 17세기 전후에는 신대륙 미국에도 알려졌다.

지금의 망고 품종 수는 수백 가지에 달한다. 기존의 노란색 망고는 물론 녹색 망고나 붉은색 망고까지 국내에 수입되는 실정이다.

인도 원산지에서의 망고 나무는 높이 40m로 자라고 잎의 길이는 15~35cm 내외, 꽃은 옻나무 꽃처럼 자잘한 꽃들이 촛대 모양으로 달린다.

망고 나무 수형

망고의 효능

망고 100g당 칼로리는 60kcal이다. 전체적으로 단맛의 과일이지만 하루 섭취량의 44%에 해당하는 비타민 C 외에도 비타민 B1, B2, B3, B5, B6, B9, E, K, 폴리페놀, 엽산, 아연, 지방, 단백질 등이 함유되어 있고 칼륨 함량은 예상 외로 적다. 함유된 성분들은 시력, 피부 미용, 노화 예방, 항암에 효능이 있다.

망고 수프 조리 예제

식용 방법

싱싱한 망고는 날것으로 식용한다. 요리에 사용하는 망고는 충분히 익은 신맛의 망고를 사용하는데 주로 절임(겨자를 포함한 피클)을 만들거나 카레의 재료로 사용한다. 망고 아이스크림, 주스, 스무디, 파이, 제과, 제빵, 칵테일, 샐러드 재료로도 인기 만점이다. 중미에서는 망고와 칠리 소스, 소금, 식초를 사용한 요리를 만들어 먹는데 단맛과 매운맛, 짠맛이 어

망고 나무 꽃

우러진 음식이다. 인도~네팔 원주민들은 망고 덮밥(Dal)을 만들어 먹는다.

망고 수프의 맛

망고 수프는 상당히 달기 때문에 감자를 넣어 달달한 맛을 조금 제거해야 한다. 후추를 뿌린 후 섭취하면 나름대로 먹을 만하다.

레시피 포인트

망고 열매는 익히지 않고 믹서로 갈아서 준비한다. 다른 재료는 버터로 살짝 볶은 뒤 물에 익혀서 준비한다. 감자 대신 렌틸콩 1컵, 휘핑크림 대신 카레 가루 2큰술을 넣으면, 몇 가지 향신료가 빠져 있지만 인도식 달(Dal) 수프가 된다. 인도식 달(Dal) 수프를 조리할 때는 망고를 믹서로 갈지 않고 깍두기 모양으로 썰어서 준비한다.

망고 수프 재료(2~3인분)	
망고	1개
감자 1/2개	100g
양파 작은 것 1개	100g
샐러리 줄기	1개
생강 1쪽	5g
마늘 1쪽	5g
물	1~2컵
버터 또는 카놀라유	1큰술
휘핑크림	1/2~1컵
소금	적량
후추	적량

망고 달 수프 재료(2~3인분)	
망고	2개
노란색 렌틸콩	1컵
양파 작은 것 1개	100g
생강 1쪽	5g
마늘 2~3쪽	10~15g
고수(다진 것)	1/2컵
물	3~4컵
버터 또는 카놀라유	1큰술
고춧가루	적량
카레 가루	2~4큰술
소금	적량
후추	적량

망고 수프 레시피

맛 ★★★
효능 ★★★

 1. 프라이팬에서 버터를 녹인 뒤 생강, 마늘, 다진 샐러리, 감자, 양파, 양배추를 볶되 갈색이 되지 않도록 살짝 볶는다. 망고는 별도로 믹서로 분쇄한다.

 2. 냄비에 살짝 볶은 재료들과 물 1컵을 넣고 재료가 완전히 익을 때까지 끓인다.

 3. 앞의 재료들을 믹서나 핸드그라인더로 15초 이상 분쇄한다. 망고는 별도로 믹서로 15초 이상 분쇄한다.

 4. 갈아낸 재료 전부를 냄비에 넣고 끓인다. 휘핑크림을 넣으면서 수프의 농도를 원하는 농도로 만들어 준다. 소금으로 살짝 간을 한다. 걸죽할 경우 물을 보충한다.

 5. 끓여낸 수프를 그릇에 담아낸 뒤 파슬리 가루와 후추를 뿌린다.

잎 야채 수프

항암, 생선 요리에 좋은
겨자 수프

십자화과 한/두해살이풀 Brassica juncea 1~2m

    십자화과 식물인 겨자는 노란색 꽃이 피는 초본 식물이다. 이 식물의 잘 익은 종자를 분말로 만든 것이 톡 쏘는 매운 맛의 겨자라는 향신료이다. 국내에서는 녹색 잎의 청겨자, 붉은색 잎의 적겨자, 검정색 잎의 흑겨자 등이 쌈 채소로 인기가 있다. 갓김치로 유명한 갓은 겨자의 일종이다.

    겨자의 원산지는 품종에 따라 북아프리카, 유럽, 아시아 등에 분포하고 있

적겨자, 청겨자

고 역사적으로는 5천 년 이전부터 조미료나 향미 채소로 사용되었다. 겨자와 관련된 기록 중 가장 오래 된 기록은 기원전 3,000년경 수메르 문명의 산스크리트어로 남아 있고 인더스 문명에서는 겨자를 재배한 흔적이 있다.

흑겨자는 1세기 전후 절임으로 사용한 기록이, 흑겨자의 종자를 향신료로 사용한 기록은 13세기 프랑스에 남아 있다.

기독교의 성경에 나오는 '겨자 씨 비유와 누룩의 비유'는 식물학자에 따라 흑겨자 품종으로 추정하기도 한다.

겨자의 원줄기는 높이 1~2m로 자란다. 줄기 하단 잎은 깃 모양으로 갈라지고 가장자리에 톱니가 있지만 줄기 상단 잎은 거의 톱니가 없다. 5~6월에 개화하는 노란색 꽃은 꽃자루에서 원뿔 모양으로 자잘한 꽃들이 모여 달린다. 꽃의 모양은 유채, 갓, 배추 꽃과 비슷하다.

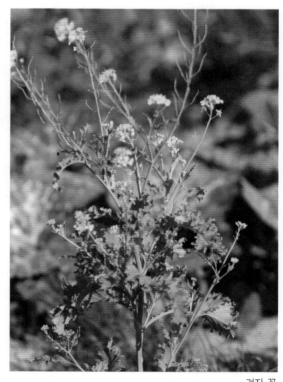

겨자 꽃

겨자의 효능

겨자 종자 100g당 칼로리는 469kcal, 탄수화물 34g, 당분 6.8g, 식이섬유 14g, 지방 28g, 단백질 25g, 비타민 A, B1, B2, B3, B6, B9, C, E, K, 칼슘, 철, 마그네슘, 인, 칼륨, 아연, 글루코시놀레이트(Glucosinolates) 등이 함유되어 있다. 주로 비타민 B, 철, 마그네슘, 아연 함량이 높지만 지방 성분이 많이 함유되어 있다. 겨자의 효능으로는 항암, 항염, 항균, 식욕 부진, 지혈, 구토, 식중독에 효능이 있다.

식용 방법

겨자의 어린 잎은 채소나 샐러드로, 종자는 향신료로 사용한다. 인도는 겨자를 많이 먹는 나라로서 겨자를 각종 카레 요리에 넣어 먹는다. 우리나라에서는 식중독 예방을 위해 생선 요리에 함께 내오거나 튀김 요리의 머스터드 소스, 샐러드로 먹는다. 패스트푸드점의 머스터드 소스는 겨자를 주재료로

겨자 수프 조리 예제

하는 소스이다.

겨자 종자에서는 바이오디젤유를 추출할 수 있다.

겨자 수프의 맛

다소 담백하면서도 겨자 특유의

톡 쏘는 은근한 맛이 있다. 조리된 수프를 그릇에 담아낸 뒤 후추를 뿌리면 은근히 맛나다.

겨자꽃

레시피 포인트

열량을 줄일 경우 재료를 볶지 않고 데쳐도 상관없지만 수프의 향미는 조금 떨어진다. 수프를 조리할 때 생강을 사용하면 강한 향미의 수프가 만들어진다. 마늘은 향미가 약하지만 섭취할 때 톡 쏘는 맛이 있다.

겨자 수프 재료(2~3인분)	
겨자 잎 15장	100g
양배추 잎 몇 장	100g
양파 작은 것	100g
홍고추	1개
생강 1쪽	5g
물 또는 육수	1~2컵
버터	1큰술
휘핑크림	1/2컵
우유	1/2컵
전분	10~20g
소금	적량
후추	적량
샐러리 줄기 1줄	옵션

겨자 죽 재료(2~3인분)	
겨자 잎 15장	100g
양배추 잎 몇 장	100g
양파 작은 것	100g
밥 1공기	220g
청고추	1개
마늘 2~3쪽	10~15g
볶은 깨	적량
물 또는 육수	1~2컵
소금	적량
후추	적량
참기름	적량

겨자 수프 레시피

맛 ★★★★☆
효능 ★★★★★

 1. 프라이팬에 버터 1큰술을 넣고 녹인 뒤 생강(마늘), 양파를 볶다가 양배추, 고추를 추가해 볶아 준다. (겨자 죽을 만들 때는 버터로 재료를 볶지 않는다.)

 2. 살짝 볶은 것에 겨자 잎과 물(육수)을 넣고 재료가 완전히 익을 때까지 끓여 준다.

 3. 앞에서 데친 재료를 한꺼번에 넣고 믹서나 핸드그라인더로 30초 이상 분쇄한다. (겨자 죽을 조리하려면 밥 1공기를 준비한다.)

 4. 갈아낸 재료 전부를 냄비에 넣은 뒤 끓인다. 물에 탄 전분을 넣으면서 원하는 농도가 되도록 걸쭉하게 만든 뒤 우유·휘핑크림을 넣고, 소금으로 살짝 간을 한다. (겨자 죽을 조리할 때는 전분과 휘핑크림 대신 밥과 참기름을 넣은 뒤 끓인다.)

 5. 수프를 그릇에 담아낸 후 파슬리 가루와 후추를 뿌려 내온다.

항암에 특히 좋은
브로콜리 수프

십자화과 두해살이풀 *Brassica oleracea italica* 1m

브로콜리는 기원전 6세기경 지중해 연안에 분포한 야생종을 개량한 품종
이다. 로마 시대를 거치면서 브로콜리는 이탈리아 사람들이 즐겨 먹는 야채
가 되었지만 중세까지만 해도 이탈리아 이외에는 알려지지 않다가 18세기경
영국으로, 20세기 초에는 미국으로 이주한 이탈리아계를 통해 미국에 전래
되었다.

브로콜리

브코롤리의 외형은 케일과 비슷하고 원줄기는 높이 1m 내외로 자란다. 이 중에서 우리가 흔히 먹는 브로콜리는 Calabrese broccoli 품종으로 개화하기 전 원줄기에서 올라온 꽃대의 미성숙 꽃봉오리이다.

전 세계 브로콜리 산업은 중국과 인도가 전 세계 생산량의 74%를 차지하고 있고 미국, 스페인, 멕시코, 이탈리아가 뒤를 잇고 있다. 참고로 브로콜리의 영양소를 파괴하지 않고 섭취하는 방법은 삶는 방법 대신 전자렌지로 데치거나 튀기는 방법이 있다. 만일 브로콜리를 데치려면 장시간 데치는 것을 피하는 것이 좋다.

브로콜리의 효능

브로콜리 100g당 영양 성분은 칼로리 34kcal, 탄수화물 6.6g, 당분 1.7g, 식이섬유 2.6g, 지방 0.37g, 단백질 2.82g, 비타민 A, B1, B2, B3, B5, B6, B9, C, E, K, 칼슘, 철, 마그네슘, 망간, 인, 칼륨, 아연, 수분 89%이다. 브로콜리에는 항암 성분인 설포라판(Sulforaphane)이 함유되어 있는데 이 성분은 브로콜리를 데칠 때 대부분 소실되므로 물에 데칠 경우 5분 이내에 데치거나 전자렌지로 데치는 것이 좋다. 브로콜리는 폐암, 결

브로콜리

장암, 유방암, 노화 예방, 변비에 효능이 있고 근골을 튼튼하게 해 준다.

식용 방법

우리나라에서는 브로콜리를 물에 데친 후 식용하는 경우가 많은데 보통은 전자렌지로 데치거나 볶아서 먹는 것이 항암 성분을 유지하는 한 방법이다. 브로콜리를 물에 데칠 경우 5분 이내에는 항암 성분의 약 30%가 소실되고 30분 이상 데칠 경우에는 항암 성분의 약 70%가 소실된다. 브로콜리는 샐러드, 피자, 파스타 소스의 재료로 사용할 수 있다.

브로콜리 수프의 맛

브로콜리 수프의 맛은 전반적으로 부드럽고 무난하다. 후추를 뿌린 뒤 섭취하면 맛나다.

브로콜리 수프 조리 예제

레시피 포인트

열량을 줄이기 위해 버터에 볶지 않아도 되지만 수프의 향미는 조금 떨어진다. 브로콜리의 항암 성분을 유지하려면 전자렌지로 데치는 것이 좋다. 감자 대신 전분 10~20g을 물에 희석해서 사용해도 된다. 양배추 대신 샐러리를 사용해도 되지만 본서는 여러 영양 성분이 골고루 들어 있는 수프 조리가 목적이기 때문에 대부분의 수프 요리에 양배추를 조금이라도 넣고 있다.

브로콜리 수프 재료(2~3인분)	
브로콜리 5~6쪽	100g
양배추 잎 몇 장	100g
양파 작은 것 1개	100g
감자 1/2개	100g
생강(마늘) 1쪽	5g
물 또는 육수	1컵
버터 또는 카놀라유	1큰술
휘핑크림	1/2컵
우유	1/2컵
소금	적량
후추	적량

브로콜리 죽 재료(2~3인분)	
브로콜리 5~6쪽	100g
양배추 잎 몇 장	100g
양파 작은 것 1개	100g
청고추	1개
마늘 2~3쪽	10~15g
밥 1공기	220g
물 또는 육수	1컵
소금	적량
후추	적량
참기름	적량

브로콜리 수프 레시피

맛 ★★★★
효능 ★★★★★

 1. 프라이팬에 버터 1큰술을 넣고 녹인 뒤 생강(마늘)을 볶다가 감자, 양파, 양배추를 넣어 타지 않게 살짝 볶는다. (죽을 조리할 때는 버터로 볶지 않는다.)

 2. 살짝 볶은 것에 육수를 넣고 재료가 완전히 익을 때까지 끓여 준다. 브로콜리는 전자렌지로 데쳐서 준비한다.

 3. 앞에서 익힌 재료와 브로콜리를 한꺼번에 넣고 믹서나 핸드그라인더로 분쇄한다.
(죽을 조리할 경우 밥 1공기를 별도로 준비한다.)

 4. 갈아낸 재료 전부를 냄비에 넣은 뒤 끓인다. 물에 탄 전분을 넣으면서 원하는 농도가 되도록 걸쭉하게 만든 뒤 우유, 휘핑크림을 넣고, 소금으로 살짝 간을 해 준다. (죽을 조리할 때는 전분과 휘핑크림 대신 밥과 참기름을 넣어서 끓인다.)

 5. 수프가 걸쭉하면 물을 보충하면서 농도를 조절한다. 끓여낸 수프를 그릇에 담아낸 후 파슬리 가루와 후추를 뿌린다.

항암, 노화 예방에 좋은
콜리플라워 수프

십자화과 한해살이풀 *Brassica oleracea var. botrytis* 1m

    양배추의 변종으로는 브로콜리와 콜리플라워가 있는데 이 중 콜리플라워는 꽃봉우리가 흰색인 브로콜리의 일종이다.

    콜리플라워 역시 브로콜리와 마찬가지로 큰 잎을 생산하지만 사람들이 먹는 부위는 미성숙된 꽃봉오리 부분이다.

    콜리플라워는 역사적으로 최소한 12세기 이전에 출현한 것으로 보이고, 주

콜리플라워

로 지중해 연안에서 재배되었다. 1세기경 플리니(Pliny)가 묘사한 식물 중 Cyma라는 식물이 브로콜리가 아닌 콜리플라워라는 설이 있는데 만약 그것이 사실이라면 콜리플라워는 기원전부터 재배했던 식물이라고 추정할 수 있다. 그러나 콜리플라워를 소비하는 지역은 극히 일부 지역이어서 16세기에만 해도 중서 유럽에서의 콜리플라워는 희귀한 채소였다. 콜리플라워는 19세기에 접어들어서야 영국에 의해 인도로 전래되면서 아시아권에도 알려졌다. 콜리플라워가 이처럼 늦게 보급된 이유는 양배추나 브로콜리에 비해 재배하는 것이 어렵고 가식 부위인 미성숙 꽃의 품질이 불량한 경우가 많기 때문이다. 콜리플라워는 특성상 고온 지역보다는 햇빛이 많은 시원한 지역에서 잘 자라기 때

콜리플라워 수프 조리

문에 그만큼 재배하기 어려운지도 모른다. 이미 몇몇 선진국에서는 고온 지대에서도 잘 자라는 품종을 개발하는 중이다.

콜리플라워의 영양 성분

콜리플라워 100g당 열량은 24kcal, 지방 0.3g, 나트륨 30mg, 칼륨 299mg, 탄수화물 5g, 식이섬유 2g, 단백질 1.9g, 비타민 B1, B2, B3, B5, B6, B9, C, E, K, 칼슘, 철, 마그네슘, 망간, 아연을 함유하고 있다.

콜리플라워는 브로콜리, 양배추, 방울양배추와 마찬가지로 매우 고수준의 항산화 및 항암 성분을 함유하고 있는데 이는 국제적인 암 협회에서도 인증

하고 있다.

식용 방법

콜리플라워는 물에 데치는 시간이 길수록 영양 성분이 많이 파괴되므로 전자렌지로 데치거나 튀김 등으로 섭취하는 것이 좋다.

콜리플라워 수프 조리 예제

콜리플라워는 날것으로 먹을 수 있을 뿐 아니라 각종 볶음, 절임 등으로 먹을 수 있고 감자 요리와 버무려 먹을 수 있다. 또한 각종 짭짤한 소스의 재료로 사용할 수 있다.

콜리플라워 수프의 맛

전반적으로 담백하다. 조리된 수프에 후추를 뿌리면 나름 먹을 만하다.

레시피 포인트

콜리플라워는 양배추의 근연종이므로 양배추하고는 궁합이 맞지 않는다. 수프를 만들 때 양배추보다는 감자를 넣을 것을 권장한다.

콜리플라워 수프 재료(2~3인분)	
콜리플라워 여러 송이	100g
감자 1/2개	100g
양파 작은 것 1개	100g
당근	2조각
마늘 또는 생강 1쪽	5g
물 또는 육수	1~2컵
버터 또는 카놀라유	2작은술
휘핑크림	1/2컵
소금	적량
후추	적량
샐러리 줄기 1줄	옵션

콜리플라워 죽 재료(2인분)	
콜리플라워 여러 송이	100g
양파 작은 것 1개	100g
청양고추	2개
마늘 2쪽	10g
밥 1공기	220g
물 또는 육수	1컵
소금	적량
후추	적량
참기름	적량

콜리플라워 수프 레시피

맛 ★★★
효능 ★★★★★

 1. 프라이팬에 버터를 녹인 뒤 생강(마늘)을 볶다가 감자, 양파, 콜리플라워를 넣어 타지 않게 살짝 볶는다. (죽을 조리할 때는 재료를 볶지 않는다.)

 2. 살짝 볶은 것에 물이나 육수를 넣고 재료가 완전히 익을 때까지 끓인다.

 3. 앞에서 데친 재료를 한꺼번에 넣고 믹서나 핸드그라인더로 30초 이상 분쇄한다. (죽으로 조리하려면 밥 1공기를 별도로 준비한다.)

 4. 갈아낸 재료 전부를 냄비에 넣은 뒤 끓인다. 휘핑크림을 넣고, 소금으로 살짝 간을 해 준다. (죽으로 조리할 때는 휘핑크림 대신 밥과 참기름을 넣은 뒤 끓인다.)

 5. 수프가 걸쭉하면 물을 보충하면서 농도를 조절한다. 끓여낸 수프를 그릇에 담아낸 후 파슬리 가루와 후추를 뿌린다.

영양의 보고
양배추 수프와 양배추 죽

십자화과 두해살이풀 *Brassica oleracea* 1m

브로콜리, 케일, 일반 배추(중국배추)의 유사종인 양배추는 영양소를 풍부하게 함유한 것으로 연구되었다. 오늘날의 양배추는 지난 수천 년간 개량된 것으로서 그 기원을 알 수 없지만 영국 해안과 유럽에서 발견된 야생종을 양배추의 조상으로 보기도 한다. 양배추의 근원은 불분명하지만 그 유사종인 일반 배추나 케일의 경작은 기원전 1,000년 이전부터 시작한 것으로 보고 있

결구 모양으로 자라기 전의 양배추

다.

둥근 머리의 결구 양배추에 대
한 기록은 14세기경 영국에서
등장하였고 이로 보아 중세 시
대에는 유럽인들이 흔히 먹는
야채였던 것으로 보인다.

양배추는 16세기경 미국으로,
18세기경 호주로 전래되었는데
이 무렵의 양배추는 러시아를
포함한 유럽 전역에서 흔히 먹
는 야채였다.

양배추

양배추는 결구 모양으로 자라고 두터운 잎을 가지고 있다. 꽃은 5~6월에

피고 배추 꽃과 비슷하다. 꽃은 2년생 양배추에서 올라간 긴 꽃대 끝에 총상
화서로 달린다. 양배추는 고랭지의 경우 봄에 씨앗을 뿌린 뒤 그 해에 수확하
지만 보통은 여름~가을에 씨앗을 뿌린 뒤 그 해 겨울부터 이듬해 여름 사이
에 수확하는 것이 더 맛있다.

양배추의 효능

양배추 100g당 열량은 24kcal, 지방 0.1g, 칼륨 170mg, 탄수화물 6g, 식
이섬유 2.5g, 단백질 1.3g이고 비타민 A, C, 칼슘, 철분, 마그네슘, 글루코시
놀레이즈(Glucosinolates)를 함유하고 있다. 타임지 선정 3대 장수 식품의
하나로서 위장, 항암, 피부 미용, 다이어트, 노화 예방에 좋다.

식용 방법

싱싱한 것은 샐러드, 주스, 즙으로 섭취한다. 각종 국물 요리에 야채로 넣

양배추 죽 조리 예제

을 수 있는데 특히 러시아에서 이와 같은 방식으로 많이 섭취한다. 또한 스튜, 피클, 볶음 요리, 양배추 김치로 섭취하거나 카레에 넣을 수 있다.

양배추 수프의 맛

양배추의 독특한 향과 매운 맛은 글루코시놀레이츠(Glucosinolates)라는 유황 화합물 때문인데 이 성분은 십자화과 식물인 겨자, 냉이, 배추, 순무, 무 등에 일반적으로 함유되어 있고 특히 겨자에 많이 함유되어 있다. 양배추 수프의 맛은 담백하지만 후추를 뿌린 뒤 섭취하면 더욱 맛있다.

레시피 포인트

열량을 줄이기 위해 버터에 볶지 않아도 되지만 수프의 향미는 조금 떨어진다. 다이어트용의 묵직하지 않은 맛으로 조리하기 위해 전분 10~20g을 물에 희석해서 사용했지만 전분 대신 감자를 사용해도 무방하다.

양배추 수프 재료(2~3인분)	
양배추 잎 몇 장	100g
양파 작은 것 1개	100g
샐러리 줄기	1개
청고추	1개
생강(마늘) 1쪽	5g
물 또는 육수	1컵
전분	10~20g
버터 또는 카놀라유	1큰술
휘핑크림	1/2컵
소금	적량
후추	적량

양배추 죽 재료(2~3인분)	
양배추 잎 몇 장	100g
양파 작은 것 1개	100g
청고추	1개
마늘 2쪽	10g
밥 1공기	220g
물 또는 육수	1컵
소금	적량
후추	적량
참기름	적량

양배추 수프 레시피

맛 ★★★★
효능 ★★★★★

1. 프라이팬에서 버터를 녹인 뒤 생강(마늘), 양파, 다진 샐러리, 고추, 양배추를 순서대로 넣고 볶되 갈색이 되지 않도록 살짝 볶는다. (죽으로 조리할 때는 버터로 볶지 않는다.)

2. 냄비에 볶은 재료들과 물 1컵을 넣고 재료가 완전히 익을 때까지 끓인다.

3. 앞의 재료와 국물을 한꺼번에 믹서나 핸드그라인더로 30초 이상 분쇄한다.
   (죽으로 조리하려면 밥 1공기를 같이 분쇄한다.)

4. 갈아낸 재료들을 냄비에 넣고 끓인다. 전분과 휘핑크림을 넣으면서 수프의 농도를 원하는 농도로 만든 뒤 소금으로 살짝 간을 한다. 걸쭉할 경우 물을 보충한다. (죽으로 조리하려면 전분과 휘핑크림 대신 밥, 소금, 참기름을 넣고 조리한다.)

5. 끓여낸 수프를 그릇에 담아낸 뒤 파슬리 가루와 후추를 뿌린다.

항암, 노화 예방에 좋은
케일 수프

십자화과 한해/두해살이풀 *Brassica oleracea* 30~45cm

케일은 양배추와 가장 가까운 식물이지만 양배추처럼 결구를 이루지 않는 잎 배추의 하나이다. 흔히들 양배추보다는 야생종에 더 가까운 품종으로 취급한다.

케일의 역사에 대해서는 명확하지 않지만 이미 기원전 식용했던 양배추처럼 오랜 역사가 있었을 것으로 추정되며 최소한 중세 유럽에서의 케일은 유

케일 꽃

럽인들이 가장 많이 먹는 녹색 야채였다. 식물학자들에게 케일의 조상을 물어 보면 대게 Sabellian kale이라고 추정하는데 지금의 케일은 Sabellian kale과 모양이 다른 수많은 품종이 있다. 그리스 로마 지역에서부터 추운 유럽까지 광대한 지역에서 식용했던 케일은 16세기경 신대륙으로 전래되었다.

케일은 품종에 따라 잎이 맨들맨들한 일반 잎, 곱슬 잎, 울퉁불퉁한 잎 품종이 있다. 원줄기는 품종에 따라 다르지만 높이 1.5m로 자라고 꽃은 유채꽃과 비슷한 노란색 꽃이 핀다. 케일은 유럽의 서리에서도 잘 자랐기 때문에 겨울 기근 때와 전쟁 시의 굶주림을 막는 야채로 인기가 있었다.

케일의 효능

케일 100g당 영양 성분은 칼로리 49kcal, 탄수화물 8.8g, 당분 2.3g 식이섬유 3.6g, 지방 0.9g, 단백질 4.3g, 비타민 A, B1, B2, B3, B5, B6, B9, C, E, K를 함유하고 있는데 특히 비타민 A, C, K 함량이 매우 높다. 그 외에 칼슘, 철, 마그네슘, 망간, 인, 칼륨 등을 함유하고 있다. 이들 성분은 항암, 고혈압, 노화 예방에 좋다.

식용 방법

꽃이 피기 전 어린 잎을 수확해 쌈 채소로 식용한다. 감자 칩처럼 케일 칩 튀김을 만들 수 있다. 각종 수프, 스튜, 샐러드, 유럽식 죽 요리에 넣거나 볶음 요리의 야채로 넣을 수 있는데 특히 유럽의 수프, 스튜, 죽 요리에서는 흔히 사용하는 재료이다. 케일을 먹지 않는 한국과 일본에서는 케일 즙을 만들어 먹는다.

케일 수프 조리 예제

케일 수프의 맛

케일 수프의 맛은 담백하고 단아하다. 양배추 수프에 비해서는 조금 가벼운 맛이다. 후추를 뿌린 뒤 섭취하면 먹을 만하다.

레시피 포인트

열량을 줄이기 위해 버터에 볶지 않아도 되지만 수프의 향미는 조금 떨어진다. 다이어트용의 라이트한 맛의 수프를 조리하려면 감자 대신 전분

10~20g을 물에 희석해서 사용한다.

케일 수프 재료(2~3인분)	
케일 잎 몇 장	100g
감자 1/2개	100g
양파 작은 것 1/2개	50g
양배추 잎 1~2장	50g
홍고추	1개
생강(마늘) 1쪽	5g
물 또는 육수	1컵
버터 또는 카놀라유	1큰술
휘핑크림	1/2~1컵
소금	적량
후추	적량
샐러리 줄기 1줄	옵션

케일 죽 재료(2~3인분)	
케일 잎 몇 장	100g
양파 작은 것 1개	100g
청고추	1개
마늘 2쪽	10g
밥 1공기	220g
물 또는 육수	1컵
소금	적량
후추	적량
참기름	적량

케일 수프 레시피

맛 ★★★☆
효능 ★★★★

1. 프라이팬에서 버터를 녹인 뒤 생강(마늘), 감자(당근), 양파, 고추, 양배추, 케일 잎을 순서대로 넣고 볶되 갈색이 되지 않도록 살짝 볶는다. (죽으로 조리할 때는 버터로 볶지 않는다.)

2. 냄비에 볶은 재료들과 물 1컵을 넣고 재료가 완전히 익을 때까지 끓인다.

3. 앞의 재료와 국물을 한꺼번에 믹서나 핸드그라인더로 1분 이상 분쇄한다.
(죽으로 조리하려면 밥 1공기를 준비한다.)

4. 갈아낸 재료들을 냄비에 넣고 끓인다. 휘핑크림을 넣으면서 수프의 농도를 원하는 농도로 만든 뒤 소금으로 살짝 간을 한다. 걸죽할 경우 물을 보충한다. (죽으로 조리하려면 휘핑크림 대신 밥, 소금, 참기름을 넣고 조리한다.)

5. 끓여낸 수프를 그릇에 담아낸 뒤 파슬리 가루와 후추를 뿌린다.

로즈 잎 수프

항암, 노화 예방에 좋은
로즈 잎(꽃케일) 수프

십자화과 한해/두해살이풀 *Brassica oleracea* 30~45cm

서유럽 해안가에 분포하는 로즈(꽃케일)는 양배추와 유사한 형태와 케일과 유사한 형태의 두 품종으로 나누어지고 수많은 개량종이 있다. 이 중 양배추와 유사한 품종은 정원에 심는 관상 식물이고, 케일과 유사한 품종은 식용 목적으로 재배하는 품종이다.

관상용 로즈(양배추 그룹)는 일반적으로 잎이 평평하며 잎 색깔은 흰색, 크

꽃케일

림색, 분홍색, 자주색 등이 있고 잎의 표면은 맨들맨들하거나 쪼글쪼글한 품종이 있다.

식용용 로즈(케일 그룹)는 흔히 꽃케일이라고 불리며 잎의 색상은 흰색이거나 붉은색 등이고 잎의 표면은 쪼글쪼글하다.

꽃케일을 가정에서 식용용으로 재배하려면 양배추와 비슷한 관상용보다는 식용용의 꽃케일 종자를 심는 것이 좋다. 꽃이 피기 전 수확한 어린 잎은 샐러드 음식에서 색깔을 내는 용도

적로즈 잎과 백로즈 잎

로즈 잎 수프 조리 예제

나 쌈 채소로 식용한다.

꽃케일의 효능

꽃케일은 별도로 연구한 영양 성분이 알려지지 않았지만 양배추, 브로콜리, 케일, 순무에 준한 효능이 있을 것으로 추정된다.

양배추나 케일은 비타민 C를 포함한 필수 영양소가 풍부하기 때문에 꽃케일 역시 항암 및 노화 예방에 효능이 있을 것으로 추정된다.

식용 방법

꽃이 피기 전 어린 잎을 수확해 쌈 채소로 식용한다. 각종 수프, 스튜 요리에 넣어 먹거나 볶음 요리의 야채로 넣을 수 있다. 또한 샐러드나 회 요리의 색깔을 내는 재료로 사용할 수 있다. 꽃케일은 날것으로 섭취하면 밍밍한 맛이기 때문에 여러 가지 향신료를 가미하는 것이 좋다.

로즈 잎 수프의 맛

로즈 잎 수프의 맛은 담백하고 깨끗하다. 양배추 수프에 비해서는 맛이 조금 가벼운 편이다. 후추를 뿌린 뒤 섭취하면 맛있다.

레시피 포인트

열량을 줄이기 위해 버터에 볶지 않아도 되지만 수프의 향미는 조금 떨어진다. 다이어트용의 라이트한 맛의 수프를 조리하려면 감자 대신 전분 10~20g을 물에 희석해서 사용한다.

로즈 잎 수프 재료(2~3인분)	
로즈 잎 몇 장	100g
감자 1/2개	100g
양파 작은 것 1/2개	50g
샐러리 줄기	1개
생강(마늘) 1쪽	5g
물 또는 육수	1컵
버터 또는 카놀라유	2작은술
휘핑크림	1/2~1컵
소금	적량
후추	적량
샐러리 줄기 1줄	옵션

로즈 잎 죽 재료(2~3인분)	
로즈 잎 몇 장	100g
양파 작은 것 1개	100g
마늘 2쪽	10g
밥 1공기	220g
물 또는 육수	1컵
소금	적량
후추	적량
참기름	적량

로즈 수프 레시피

맛 ★★★☆
효능 ★★★☆

 1. 프라이팬에서 버터를 녹인 뒤 생강(마늘), 다진 샐러리, 양파, 감자(당근), 로즈 잎 순서로 볶되 갈색이 되지 않도록 살짝 볶는다. (죽으로 조리할 때는 버터로 볶지 않는다.)

 2. 냄비에 볶은 재료들과 물 1컵을 넣고 재료가 완전히 익을 때까지 끓인다.

 3. 앞의 재료와 국물을 한꺼번에 믹서나 핸드그라인더로 30초 이상 분쇄한다.
(죽으로 조리하려면 밥 1공기를 준비한다.)

 4. 갈아낸 재료들을 냄비에 넣고 끓인다. 휘핑크림을 넣으면서 수프의 농도를 원하는 농도로 만든 뒤 소금으로 살짝 간을 한다. 걸죽할 경우 물을 보충한다. (죽으로 조리하려면 휘핑크림 대신 밥, 소금, 참기름을 넣고 조리한다.)

 5. 끓여낸 수프를 그릇에 담아낸 뒤 파슬리 가루와 후추를 뿌린다.

샐러리 수프

근육 경련, 각종 염증에 좋은
샐러리 수프

산형과 한/두해살이풀 *Apium graveolens* 1m

　산형과 식물인 샐러리는 고대 시대부터 식용 채소로 재배한 것으로 보이는 습지 식물이다. 지중해, 알프스 고지대, 동아시아, 북미 등지에서 샐러리와 샐러리의 유사종이 자생하는데 이를 최초로 재배한 것은 고대 지중해 지역으로 추정된다.

　샐러리의 원줄기는 높이 1m 내외로 자라고 2회우상복엽의 잎은 길이

샐러리

3~6cm이
다. 꽃은 지름
2~3mm의 자잘한
흰색 꽃이 모여달린다.

　샐러리의 이름은 1664년에 'Celery'란 영문 단어가 사용되었는데 이는 프랑스어 'celeri'에서 유래되었고 프랑스어 단어는 이탈리아어 'seleri'에서 유래되었다. 샐러리의 어원은 고대 그리스어 'se-ri-no'인 것으로 추정되므로 고대 그리스 시대부터 이 식물이 인간과 밀접했던 것으로 추정된다.

샐러리의 효능

　샐러리 100g당 영양 성분은 칼로리 16kcal, 지방 0.2g, 나트륨 80mg, 칼륨 260mg, 탄수화물 3g, 식이섬유 1.6g, 단백질 0.7g, 비타민 A, B6, C, K, 칼슘, 철분이다.

　고대 민간에서는 샐러리를

샐러리 수프 재료

관절염과 염증약으로 사용했는데 최근 연구에 의하면 근육 경련을 해소하는 효능이 있음이 발견되었다. 일반적으로 다이어트 음식과 해독 주스로 즐겨 먹는다.

샐러리 수프 조리 예제

식용 방법

샐러리는 전 세계에서 야채로 즐겨 먹는데, 북미에서는 주로 잎자루를 먹을 수 있는 샐러리를 사용하고 유럽에서는 뿌리 채소로 즐겨 먹는 품종을 주로 재배한다. 날것으로 식용하기보다는 수프, 스튜의 향미를 내기 위한 향미 채소로 즐겨 섭취한다. 특히 치킨 누들 수프, 각종 생선 요리, 구운 요리에서 샐러리를 사용하고 국내에서는 해독 주스로 즐겨 먹는다. 샐러리의 씨앗은 향신료로 사용한다.

샐러리 수프의 맛

살짝 쌉싸름하며 살짝 맵고 살짝 톡 쏘는 맛이 있어 수프의 맛이 상당히 좋은 편이다. 재료를 준비할 때 샐러리의 양을 조금 더 준비해도 상관없다.

레시피 포인트

샐러리 잎은 믹서에서 곱게 갈리지 않으므로 믹서로 오랫 동안 갈아서 준비한다.

샐러리 수프 재료(2~3인분)	
샐러리	100g
양배추 잎 3~5장	100g
양파 작은 것 1개	100g
생강 1쪽	5g
전분	10~20g
물	1~2컵
버터 또는 카놀라유	2작은술
휘핑크림	1/2컵
소금	적량
후추	적량

샐러리 죽 재료(2~3인분)	
샐러리	100g
양배추 잎 3~5장	100g
양파 작은 것 1개	100g
청양고추	1~2개
마늘 2~3쪽	10~15g
밥 1공기	220g
물	1컵
소금	적량
후추	적량
참기름	적량

샐러리 수프 레시피

맛 ★★★★★
효능 ★★★

1. 프라이팬에 버터를 녹인 뒤 생강(마늘)을 볶다가 양파, 양배추, 고추, 샐러리를 넣어 타지 않게 살짝 볶는다. (죽을 조리할 때는 버터로 재료를 볶지 않는다.)

2. 살짝 볶은 것을 냄비에 물과 함께 넣고 완전히 익을 때까지 끓여 준다.

3. 앞에서 데친 재료를 한꺼번에 넣고 믹서나 핸드그라인더로 1분 이상 분쇄한다.
(죽으로 조리할 경우 밥 1공기를 별도로 준비한다.)

4. 갈아낸 재료 전부를 냄비에 넣은 뒤 끓인다. 물에 탄 전분과 휘핑크림을 넣으면서 원하는 농도가 되도록 걸쭉하게 만든 뒤 소금으로 살짝 간을 해 준다. (죽으로 조리할 때는 전분과 휘핑크림 대신 밥과 참기름을 넣은 뒤 끓인다.)

5. 수프가 걸쭉하면 물을 보충하면서 농도를 조절한다. 끓여낸 수프를 그릇에 담아낸 후 파슬리 가루와 후추를 뿌린다.

이뇨, 피로 회복, 숙취에 좋은
아스파라거스 수프

백합과 여러해살이풀 *Asparagus officinalis* 1.5m

아스파라거스는 기원전 3,000년경부터 인간과 밀접한 관계를 가진 식물로 추정되며 실례로 그리스 로마는 물론 고대 시리아와 스페인에서도 사람들이 소비한 채소로 추정된다. 로마의 황제 아우구스투스 시저는 아스파라거스와 채소를 운반하기 위해 함대를 만든 기록이 있다. 아스파라거스는 최소한 그리스 로마 시대 때에는 채소는 물론 신비의 약초로 취급받았지만 중세 시대

아스파라거스

를 거치면서 인간의 뇌리에서 잊혀졌다가 르네상스 전후부터 몇몇 수도원에서 재배를 하였고 19세기 중반에는 신대륙에 전래되었다.

아스파라거스의 원줄기는 높이 1.5m까지 자라고 생장 조건이 좋을 경우에는 2m 이상 자란다. 잎은 부드러운 바늘 모양이고 꽃은 종 모양이다. 열매는 작은 구슬 모양이고 빨간색으로 성숙한다.

아스파라거스에서 가식하는 부위는 이른 봄 지면에서 올라오는 어린 줄기인데 보통 50cm 높이로 자랐을 때 어린 줄기를 수확해

아스파라거스 꽃

시장에 출하한다. 열매는 독성이 약간 있으므로 식용할 수 없다.

아스파라거스의 효능

아스파라거스 100g당 영양 성분은 칼로리 20kcal, 탄수화물 3.8g, 당분 1.8g, 식이섬유 2.1g, 단백질 2.2g, 비타민 A, B1, B2, B3, B5, B6, B9, C, E, K, 칼슘, 철, 마그네슘, 망간, 인, 칼륨, 아연, 크롬, 아스파라긴산 등이다. 특히 비타민 K와 철분 성분을 많이 함유하고 있다. 효능으로는 항암, 노화 예방, 변비, 이뇨, 고혈압, 피로 회복에 효능이 있다. 아스파라거스는 민간에서 최음 효능이 있다고 알려져 있지만 과학적으로 증명된 것은 아니다.

식용 방법

닭고기, 새우 요리, 육류 요리의 야채로 사용한다. 볶거나 구워 먹을 수 있고 절임으로도 먹을 수 있다. 특유의 향 때문에 생즙으로 먹을 때는 다른 재료와 섞어서 생즙을 만드는 것이 좋다.

아스파라거스 수프 조리 예제

아스파라거스 수프의 맛

아스파라거스 수프의 맛은 담백하고 은근히 고소하다. 조리된 수프에 후추를 뿌리지 않아도 나름 맛있다.

레시피 포인트

아스파라거스는 가격이 비쌀 뿐만 아니라 가격 대비 수량이 적으므로 조리 후 섭취할 수 있는 양이 적다. 준비한 재료로 섭취할 수 있는 양을 두 배로 늘리려면 감자와 함께 수프를 만든다.

아스파라거스 수프 재료(2~3인분)	
아스파라거스 6개	80g
감자 1/2개	100g
양파 작은 것 1개	100g
생강 1쪽	5g
물	1컵
버터 또는 카놀라유	2작은술
휘핑크림	1/2컵
소금	적량
후추	적량

아스파라거스 죽 재료(2인분)	
아스파라거스 6개	80g
양배추 2~3장	50g
양파 작은 것 1개	100g
청양고추	2개
마늘 2쪽	10g
밥 1공기	220g
물	1컵
소금	적량
후추	적량
참기름	적량

아스파라거스 수프 레시피

맛 ★★★★★
효능 ★★★

 1. 프라이팬에 버터를 녹인 뒤 생강(마늘)을 볶다가 양파, 양배추, 아스파라거스를 넣어 타지 않게 살짝 볶는다. (죽을 조리할 때는 재료를 볶지 않는다.)

 2. 살짝 볶은 것에 물이나 육수를 넣고 재료가 완전히 익을 때까지 끓인다.

 3. 앞에서 데친 재료를 한꺼번에 넣고 믹서나 핸드그라인더로 분쇄한다.
(죽을 만들려면 밥 1공기를 별도로 준비한다.)

 4. 갈아낸 재료 전부를 냄비에 넣은 뒤 끓인다. 휘핑크림을 넣고, 소금으로 살짝 간을 해 준다.
(죽으로 조리할 때는 휘핑크림 대신 밥과 참기름을 넣은 뒤 끓인다.)

 5. 수프가 걸죽하면 물을 보충하면서 농도를 조절한다. 끓여낸 수프를 그릇에 담아낸 후 파슬리 가루와 후추를 뿌린다.

적근대 수프

당뇨병에 좋은
적근대 수프

명아주과 두해살이풀 *Beta vulgaris L. var. cicla* m

적근대는 근대의 개량종이자 비트와 비슷한 품종이다. 근대류 채소에서는
잎을 가식하는 채소는 근대류로 분류하고 뿌리를 가식하는 채소는 비트류로
분류한다.

근대의 원종은 지중해~중앙아시아 일원으로 추정되며 원산지에서는 광활
한 모래땅에서 야생한다. 시기적으로는 기원전 1,000년부터 지중해에서 근

대를 재배한 기록이
있고 중국에서는 서
기 500년 전후 문헌
상에 출현한다.

적근대

근대류는 잎자루와
잎맥이 흰색, 노란
색, 녹색, 적색 품종
이 있는데 이 중 적
근대는 잎자루의 잎
맥이 붉은색인 적엽종 품종을 말한다. 생김새는 근대나 시금치와 비슷하고
원줄기는 높이 1m로 자란다. 잎을 가식하는 엽채류이므로 꽃이 개화하기 전
에는 새 잎이 올라올 때마다 수확해 시장에 출하할 수 있다. 더위에 강해 국
내에서는 시금치 재배 후 비어 있는 한여름철에 적근대를 재배하였지만 요즘
은 하우스 농법에 의해 사시 사철 시장에서 볼 수 있다.

적근대의 효능

근대의 100g당 열량은 20kcal, 탄수화물 4.1g, 식이섬유 2.1g, 단백질
1.8g, 비타민 A, B1, B2, B3, B5, B6, B9, C, E, K, 칼슘, 철분, 마그네슘,

망간, 인, 칼륨 등을 함유하
고 있는데 특히 비타민 A와
K의 함량이 매우 높다.

적근대는 근대에 준해 약
용한다. 근대는 혈당을 낮추
는 효능이 있어 터키에서는
당뇨병 환자의 약초로 알려
져 있다.

적근대 수프 재료

식용 방법

적근대의 싱싱한 잎은 샐러드와 쌈 채소로 먹을 수 있고 비빔밥의 재료로도 안성맞춤이다.

지중해에서는 샐러드로 식용하거나 파스타의 재료뿐만 아니라 각종 볶음 요리에 사용하고 이집트에서는 국물 요리, 터키에서는 수프는 물론 반죽 요리에도 사용한다.

적근대 수프 조리 예제

적근대 수프의 맛

수프에 고추를 넣으면 수프의 맛이 살짝 매콤하고 더 맛있다. 조리된 수프에 후추를 뿌리면 더 풍부한 맛이 나온다.

레시피 포인트

적근대는 가격이 비쌀 뿐만 아니라 가격 대비 구매할 수 있는 수량이 적으므로 조리 후 섭취할 수 있는 양이 적다. 조리량을 두 배로 늘리려면 양배추나 감자를 넣어야 하는데 감자를 넣으면 풍미가 무거워지므로 양배추가 적합하다.

적근대 수프 재료(2인분)	
적근대 5~6장	100g
양배추 1~3장	80g
양파 작은 것 1개	100g
고추	2개
마늘 2쪽	10g
물	1~2컵
전분	10~20g
버터 또는 카놀라유	2작은술
휘핑크림	1/2컵
소금	적량
후추	적량

적근대 죽 재료(2인분)	
적근대 5~6장	100g
양배추 1~3장	80g
양파 작은 것 1개	100g
고추	2개
마늘 2쪽	10g
밥 1공기	220g
물	1~2컵
소금	적량
후추	적량
참기름	적량

적근대 수프 레시피

맛 ★★★★★
효능 ★★★☆

1. 프라이팬에 버터를 녹인 뒤 생강(마늘)을 볶다가 양파, 양배추, 적근대 순서로 넣으면서 타지 않게 살짝 볶는다. (죽으로 조리하려면 재료를 볶지 않는다.)

2. 살짝 볶은 것에 물이나 육수를 넣고 재료가 완전히 익을 때까지 끓인다.

3. 앞에서 데친 재료를 한꺼번에 넣고 믹서나 핸드그라인더로 1분 이상 분쇄한다.
(죽으로 조리하려면 밥 1공기를 별도로 준비한다.)

4. 갈아낸 재료 전부를 냄비에 넣은 뒤 끓인다. 물에 희석한 전분과 휘핑크림을 넣으면서 농도를 맞춘다. 소금으로 살짝 간을 한다.
(죽으로 조리할 때는 전분과 휘핑크림 대신 밥과 참기름을 넣은 뒤 끓인다.)

5. 수프가 걸죽하면 물을 보충하면서 농도를 조절한다. 끓여낸 수프를 그릇에 담아낸 후 파슬리 가루와 후추를 뿌린다.

위장, 소화에 좋은
청경채 수프

십자화과 두해살이풀 *Brassica rapa subsp. chinensis* 0.7m

백채(白菜) 또는 백경채(白莖菜)라고도 불리는 청경채는 일종의 작은 배추
이다. 중국 화중 지방 원산의 청경채는 배추를 먹지 않는 동남아시아와 남중
국에서 배추처럼 흔히 먹는다. 잎에서는 특별한 향이나 맛은 없지만 온화하
기 때문에 여러 음식에 넣을 수 있는 다목적 야채이다. 따라서 적합한 야채가
없을 때 그 대용으로 각종 찌개나 볶음 요리에 넣을 수 있는 채소라고 할 수

청경채 밭

있다.

　청경채는 씨앗을 뿌리면 애기 배추처럼 포기를 이룬 뒤 높이 30cm 내외로 자라지만 계속 잘 재배하면 최고 70cm까지도 자란다. 잎의 개수는 30장 내외이다. 시장에서 볼 수 있는 청경채의 잎은 다육질에 광택이 있고 색상은 연녹색~크림색이다. 잘 재배한 청경채의 잎은 배추 잎과 비슷하고 잎의 모양은 도란형, 길이는 20cm까지 자란다.

청경채의 효능

　청경채 100g당 열량은 13kcal, 탄수화물 2.2g, 식이섬유 1.0g, 지방 0.2g, 단백질 1.5g, 비타민 A, B, C, K, 칼슘, 철분, 마그네슘을 함유하고 있는데 특히 비타민 A, C를 많이 함유하고 있다. 청경채는 위염, 속쓰림, 소화 불량에 효능이 있고 십자화과 식물이므로 노화 예방, 항암에도 효능이 있을 것으로 추정된다.

청경채

식용 방법

싱싱한 청경채 잎은 쌈 채소로 먹어도 안성맞춤이지만 비빔밥에 넣거나 무침, 볶음 요리로 먹는데 동남 아시아에서는 볶음 요리로 특히 인기 만점이다.

또한 청경채는 짬뽕 같은 국물 요리에서 야채 대용으로 사용하는 데 부족

청경채 수프 조리 예제

한 감이 없을 정도로 어떤 요리에도 잘 어울린다.

청경채 수프의 맛

청경채 수프의 맛은 순하고 온화하다. 조리된 수프에 후추를 뿌리

지 않아도 순한 맛이 은근히 맛있고 후추를 뿌리면 더 맛나다.

레시피 포인트

청경채 수프를 만들 때 감자를 넣었지만 감자를 넣지 않아도 상관없다. 감
자를 뺄 경우에는 전분으로 농도를 맞추어 준다.

청경채 수프 재료(2~3인분)	
청경채	100g
감자 1/4개	50g
양파 작은 것 1개	100g
생강 1쪽	5g
물	1컵
버터 또는 카놀라유	2작은술
휘핑크림	1/2컵
소금	적량
후추	적량

청경채 죽 재료(2인분)	
청경채	100g
감자 1/4개	50g
양파 작은 것 1개	100g
청양고추	2개
마늘 2쪽	10g
밥 1공기	220g
물	1컵
소금	적량
후추	적량
참기름	적량

청경채 수프 레시피

맛 ★★★★★
효능 ★★★

 1. 프라이팬에 버터를 녹인 뒤 생강(마늘)을 볶다가 감자, 양파, 청경채 순서로 넣으면서 타지 않게 살짝 볶는다. (죽을 조리할 때는 재료를 볶지 않는다.)

 2. 살짝 볶은 것에 물이나 육수를 넣고 재료가 완전히 익을 때까지 끓인다.

 3. 앞에서 데친 재료를 한꺼번에 넣고 믹서나 핸드그라인더로 1분 이상 분쇄한다. (죽을 만들려면 밥 1공기를 별도로 준비한다.)

 4. 갈아낸 재료 전부를 냄비에 넣은 뒤 끓인다. 휘핑크림을 넣고, 소금으로 살짝 간을 해 준다. (죽으로 조리할 때는 휘핑크림 대신 밥과 참기름을 넣은 뒤 끓인다.)

 5. 수프가 걸죽하면 물을 보충하면서 농도를 조절한다. 끓여낸 수프를 그릇에 담아낸 후 파슬리 가루와 후추를 뿌린다.

새싹 수프

항암, 노화 예방에 좋은
새싹 수프(베이비 채소 수프)

십자화과 한/두해살이풀 *Brassica narinosa* 1m

베이비 채소 혹은 새싹 채소라고 불리는 새싹을 재료로 하는 수프이다. 새싹 모듬의 구성은 다채(비타민)의 싹, 청경채의 싹, 비트의 싹, 무의 싹, 로케트의 싹, 적근대의 싹 등 농장마다 모듬 구성이 다르기 때문에 영양 효능도 제각각일 것으로 보인다. 그러나 새싹의 대부분이 십자화과 식물의 싹이기 때문에 십자화과 식물에 준한 효능이 있다고 봐도 무방하다. 십자화과 식물

새싹 수프 조리 예제

들은 일반적으로 항암, 노화 예방에 좋다.

새싹 수프의 맛
순하고 단백하다.

레시피 포인트
시중 마트에서 볼 수 있는 새싹 1팩
의 무게는 50g 내외이므로 수프를 조리할
때는 감자 또는 양배추를 함께 넣어야 수프
의 조리량을 늘릴 수 있다.

새싹 모듬

새싹 수프 재료(2~3인분)	
새싹 모듬 1팩	50g
감자 1/2개	100g
양파 작은 것 1개	100g
생강 1쪽	5g
물	1컵
전분	10~20g
버터 또는 카놀라유	2작은술
휘핑크림	1/2컵
소금	적량
후추	적량

새싹 수프 레시피

맛 ★★★★
효능 ★★★

 1. 프라이팬에 버터를 녹인 뒤 생강(마늘)을 볶다가 감자(또는 양배추), 양파를 순서대로 넣고 타지 않을 정도로 살짝 볶는다.

 2. 살짝 볶은 것에 물 또는 육수를 넣고 재료가 완전히 익을 때까지 끓인다.

 3. 앞에서 데친 재료와 새싹을 한꺼번에 넣고 믹서나 핸드그라인더로 30초 이상 분쇄한다.

 4. 갈아낸 재료 전부를 냄비에 넣은 뒤 끓인다. 물에 탄 전분과 휘핑크림을 넣으면서 원하는 농도로 만든다. 소금으로 살짝 간을 한다.

 5. 수프가 걸죽하면 물을 보충하면서 농도를 조절한다. 끓여낸 수프를 그릇에 담아낸 후 파슬리 가루와 후추를 뿌린다.

기침, 인후염 등에 좋은
아욱 수프

아욱과 한해살이풀 *Malva verticillata* 0.5~1.5m

중국 원산의 아욱은 예로부터 중국에서 중요하게 여긴 채소로서 콩잎, 부추, 대파, 달래와 함께 오채로 불리었다.

아욱은 우리나라의 경우 한해살이풀이지만 열대 지방에서는 여러해살이풀이다.

아욱의 원줄기는 높이 50~150cm이며 줄기는 곧게 선다. 어긋난 잎은 가

아욱 모종

장자리가 5~7개로 갈라지고 둔한 톱니가 있다.

꽃은 7~9월에 잎겨드랑이에서 피고 꽃의 색상은 연분홍색~흰색이다. 꽃 잎은 5개로서 꽃잎의 끝이 패이고 열매는 삭과이다.

가식 부위는 꽃이 피기 전 수확한 아욱의 어린 잎인데, 나물류는 일반적으로 꽃이 핀 후의 잎은 쓴맛이 나거나 질기기 때문에 꽃이 피기 전의 어린 잎을 수확해야 한다.

아욱은 한자로 동규(冬葵), 노규(露葵), 파루초(破樓草)라고 불린다.

아욱의 효능

아욱의 종자는 이뇨, 신장, 설사에 효능이 있

아욱 잎

고 꽃은 이뇨에 효능이 있다. 아욱의 뿌리는 백일해, 위장염, 호흡 기관의 염증에 효능이 있고 잎과 줄기는 소화에 효능이 있다. 또한 잎과 줄기는 화상, 발진, 피부의 염증에 외용한다.

해외에는 최근 아욱을 이용한 건강 보조제가 서서히 알려지고 있다.

식용 방법

녹색일 때의 어린 씨앗은 요리로 사용할 수 있지만 씨앗의 크기가 작기 때문에 요리에 사용하는 경우는 거의 없다.

아욱의 어린 잎은 날것으로 먹거나 샐러드, 아욱국 등으로 섭취한다. 기침 등의 기관지염에는 아욱 잎이나 뿌리를 차로 우려 마신다.

아욱 수프 조리 예제

아욱 수프의 맛

아욱 수프는 아욱의 향미가 강하다. 전체적으로 무던한 맛이므로 몸에 좋은 수프라고 생각하고 섭취한다. 참고로 수프의 맛을 보강하려면 샐러리 줄기 1개를 다져서 넣는다.

레시피 포인트

아욱 잎은 질기기 때문에 믹서에서 잘 갈리지 않으므로 1분 이상 분쇄한다. 취향에 따라 버터나 식용류에 볶지 않고 조리해도 무방하지만 향미는 조금 떨어진다.

아욱 수프 재료(2~3인분)	
아욱 잎 5~6장	50g
양배추 잎 1~2장	50g
양파 작은 것 1개	100g
감자 1/2개	100g
생강 1쪽	5g
식수	1~2컵
버터 또는 카놀라유	2작은술
휘핑크림	1/2~1컵
소금	적량
후추	적량
샐러리 줄기 1줄	옵션

아욱 죽 재료(2~3인분)	
아욱 잎 5~6장	50g
양배추 잎 1~2장	50g
양파 작은 것 1개	100g
밥 1공기	220g
생강 1쪽	5g
마늘 1쪽	5g
볶은 깨	적량
식수	1~2컵
소금	적량
후추	적량
참기름	적량

아욱 수프 레시피

맛 ★★★
효능 ★★★★

 1. 프라이팬에 버터를 녹인 뒤 생강(마늘)을 볶다가 감자, 양파, 양배추, 고추, 아욱을 순서대로 넣어 타지 않게 살짝 볶는다. (죽을 만들 때는 버터로 재료를 볶지 않는다.)

 2. 살짝 볶은 것에 물이나 육수를 넣고 재료가 완전히 익을 때까지 끓인다.

 3. 앞에서 데친 재료를 한꺼번에 넣고 믹서나 핸드그라인더로 1분 이상 분쇄한다.
(죽으로 조리할 때는 밥 1공기를 준비한다.)

 4. 갈아낸 재료 전부를 냄비에 넣은 뒤 끓여 준다. 휘핑크림을 넣어 원하는 농도로 만든 뒤, 소금으로 살짝 간을 해 준다. (죽을 조리할 때는 휘핑크림 대신 밥과 참기름을 넣은 뒤 끓인다.)

 5. 수프가 걸쭉하면 물을 보충하면서 농도를 조절한다. 끓여낸 수프를 그릇에 담아낸 후 파슬리 가루와 후추를 뿌린다.

항암, 불면증에 좋은
쑥갓 수프

국화과 한/두해살이풀 *Glebionis coronaria* 0.5~1m

지중해 원산의 국화과 식물인 쑥갓은 동아시아와 북미로 전래되면서 지금은 전 세계에서 흔히 볼 수 있다.

쑥갓의 원줄기는 높이 1m 내외로 자라고 줄기에는 털이 없고 식물체 전체에서 특유의 쑥갓 향이 있다.

어긋난 잎은 2회 우상으로 갈라진 뒤 잎의 가장자리가 다시 갈라지고 잎자

쑥갓

루는 없다. 5~6월에 피는 꽃은 황색이거나 백색이고 꽃의 지름은 3cm이다.

쑥갓에서 채소로 가식하는 부위는 꽃이 피기 전 수확한 줄기와 잎이다.

쑥갓은 주로 아시아에서 식용하고 서양에서는 관상용으로 심는다. 그리스의 크레타 섬 일대에서는 쑥갓 종류를 'Mantilida'라고 부르며 그리스 요리에 사용하는데 주로 찜 요리에 사용하거나 샐러드의 재료로 사용한다.

쑥갓의 효능

쑥갓 100g당 영양 성분은 24kcal, 탄수화물 3g, 식이섬유 3g, 지방 0.56g, 단백질 3.3g, 비타민 A, B1, B2, B3, B5, B6, B9, C, K, 칼슘, 철, 마그네슘, 망간, 인, 칼륨, 아연 등이다. 채소류 중에서는 단백질과 식이섬유, 비타민 A와 K 함량이 높은 식물이다. 식물체에 약간의 다이옥신 독성이 있지만 인체에 영향을 줄 정도는 아니며 전체적으로는 인간의 몸에 좋은 성분이 많다. 항암, 시력 증진, 불면증, 우울증, 변비, 피부 미용에 효능이 있다.

식용 방법

쑥갓은 중국 광둥 요리, 국물 요리, 캐서롤 등에서 사용하고 대만에서도 고급 요리에서 많이 사용한다. 특히 수프, 볶음 요리에서 향미를 내기 위해 사용한다. 우리나라는 나물, 생선 찌개에 쑥갓을 사용하는데 된장국에도 넣으면 맛깔스러운 맛이 나온다.

쑥갓 수프 조리 예제

쑥갓 수프의 맛

조리된 수프를 그릇에 담아낸 뒤 후추를 뿌린 후 섭취한다. 진한 쑥갓 향이 은근히 좋다. 상당히 맛있는 수프이다.

레시피 포인트

쑥갓의 향을 줄이려면 쑥갓 분량을 절반만 넣는다. 쑥갓 잎을 더 곱게 분쇄하려면 충분히 익힌 뒤 믹서에서 1분 이상 분쇄한다.

쑥갓 수프 재료(2~4인분)	
쑥갓 5~6줄기	100g
양배추 잎 3~5장	100g
양파 작은 것 1개	100g
생강 1쪽	10g
물	1컵
전분	10~20g
버터	1큰술
휘핑크림	1/2~1컵
소금	적량
후추	적량

쑥갓 죽 재료(2인분)	
쑥갓 5~6줄기	100g
양배추 잎 3~5장	100g
양파 작은 것 1개	100g
마늘 2쪽	10g
볶은 깨	적량
밥 1공기	220g
물	1컵
소금	적량
후추	적량
참기름	적량

쑥갓 수프 레시피

맛 ★★★★★
효능 ★★★★

 1. 프라이팬에 버터를 녹인 뒤 생강(마늘)을 볶다가 양파, 양배추를 순서대로 넣어 타지 않게 살짝 볶는다. (죽을 만들 때는 버터로 재료를 볶지 않는다.)

 2. 살짝 볶은 것에 물이나 육수를 넣고 재료가 완전히 익을 때까지 끓인다.

 3. 앞에서 데친 재료를 한꺼번에 넣고 믹서나 핸드그라인더로 분쇄한 뒤, 쑥갓은 별도로 분쇄하여 합쳐 준다. (죽으로 조리할 때는 밥 1공기를 준비한다.)

 4. 갈아낸 재료 전부를 냄비에 넣은 뒤 끓여 준다. 물에 탄 전분과 휘핑크림을 넣어 원하는 농도로 만든 뒤, 소금으로 살짝 간을 해 준다. (죽을 조리할 때는 휘핑크림 대신 밥과 참기름을 넣은 뒤 끓인다.)

 5. 수프가 걸죽하면 물을 보충하면서 농도를 조절한다. 끓여낸 수프를 그릇에 담아낸 후 파슬리 가루와 후추를 뿌린다.

빈혈, 시력, 변비에 좋은
시금치 수프

비름과 한/두해살이풀 *Spinacia oleracea* 30~50cm

중앙아시아~서부아시아 원산의 시금치는 높이 30~50cm로 자라는 한해
또는 두해살이풀이다. 시금치를 뜻하는 단어 'Spinach'는 14세기경 사용했
던 'Espinache'라는 단어에서 유래되었고 이 단어는 아랍어나 페르시아어
발음에서 유래되었는데 속 뜻은 '녹색의 손'이라는 뜻이다. 아무래도 시금치
의 주걱 모양 잎이 과거 아랍 사람들에겐 손 모양처럼 보였던 것 같다.

시금치 전초

　시금치의 정확한 원산지는 고대 페르시아 일원으로 추정된다. 페르시아 일대의 시금치는 네팔을 경유해 고대 중국에 전래되었다. 서양에 시금치가 전래된 것은 827년경으로 초기에는 이탈리아 지중해로 전래되었다. 지중해 사람들이 먹기 시작한 시금치는 12세기 전후 스페인으로 전래된 뒤 13세기에는 독일로, 14세기에는 영국으로 전래되면서 중세 유럽 사람들이 흔히 먹는 작물이 되었다. 중세 유럽에서 시금치가 급작스럽게 인기를 얻은 이유는 야채가 없는 초봄에 잎이 올라온다는 점 때문이었다. 3~4월의 중요

시금치

행사인 사순절~부활절 기간에는 녹색 야채가 귀한 이른 봄철이기 때문에 그 시기에 잎이 올라오는 시금치는 순식간에 유럽의 식탁을 차지하는 중요한 채소가 되었다.

시금치의 효능

시금치 100g당 영양 성분은 23kcal, 탄수화물 3.6g, 식이섬유 2.2g, 단백질 2.9g, 비타민 A, B1, B2, B3, B6, B9, C, E, K, 칼슘, 철, 마그네슘, 망간, 인, 칼륨, 아연 등이다. 녹색 야채류 중에서는 단백질 함량이 높고 식이섬유의 함량도 다른 채소에 비해 높은 편이며 비타민 A의 보고이다. 변비, 빈혈, 시력에 효능이 있다.

식용 방법

우리나라에서는 시금치 나물과 시금치 된장국으로 즐겨 먹는다. 서양에서

는 마늘, 견과류와 함께 시금치를 볶은 뒤 발사믹 식초로 버무려 먹는다. 부드러운 어린 잎은 각종 샐러드, 파이, 피자로 먹는다. 녹색 파스타를 만들 때 시금치 분말을

시금치 수프 조리 예제

사용한다. 이탈리아 피렌체에서는 시금치를 귀족이 먹는 음식으로 취급해 지금도 수많은 요리법이 내려오고 있다.

시금치 수프의 맛

시금치 수프의 맛은 온화하고 부드럽다. 은은하게 맛깔스러운 수프이다.

레시피 포인트

시금치의 부드러운 맛을 즐기기 위해 감자를 넣지 않고 대신 전분으로 농도를 조절했다. 야채류는 믹서에서 곱게 분쇄되지 않는데 시금치 역시 마찬가지이다. 시금치 잎을 더 곱게 분쇄하려면 살짝 데친 후 믹서에서 1분 이상 분쇄한다.

시금치 수프 재료(2~3인분)	
시금치	100g
양배추 잎 3~5장	100g
양파 작은 것 1개	100g
생강 1쪽	10g
물	1컵
전분	10~20g
버터	2작은술
휘핑크림	1/2컵
소금	적량
후추	적량
샐러리 줄기 1줄	옵션

시금치 죽 재료(2인분)	
시금치	100g
양배추 잎 3~5장	100g
양파 작은 것 1개	100g
마늘 2쪽	10g
볶은 깨	적량
밥 1공기	220g
물	1컵
소금	적량
후추	적량
참기름	적량

시금치 수프 레시피

맛 ★★★★★
효능 ★★★☆

 1. 프라이팬에 버터를 녹인 뒤 생강(마늘)을 볶다가 양파, 양배추를 순서대로 넣어 타지 않게 살짝 볶는다. (죽을 만들 때는 버터로 재료를 볶지 않는다.)

 2. 살짝 볶은 것에 물이나 육수를 넣고 재료가 완전히 익을 때까지 끓인다.

 3. 앞에서 데친 재료를 한꺼번에 넣고 믹서나 핸드그라인더로 15초 이상 분쇄한다. 시금치는 별도로 데친 후 믹서로 1분 이상 분쇄한다.
(죽으로 조리할 때는 밥 1공기를 준비한다.)

 4. 갈아낸 재료 전부를 냄비에 넣은 뒤 끓여 준다. 물에 탄 전분과 휘핑크림을 넣어 원하는 농도로 만든 뒤, 소금으로 살짝 간을 한다. (죽을 조리할 때는 전분과 휘핑크림 대신 밥과 참기름을 넣은 뒤 끓인다.)

 5. 수프가 걸쭉하면 물을 보충하면서 농도를 조절한다. 끓여낸 수프를 그릇에 담아낸 후 파슬리 가루와 후추를 뿌린다.

부인병에 좋은
쑥 수프

국화과 여러해살이풀 *Artemisia princeps* 0.5~1.5m

쑥은 극동에서 자생하는 국화과 식물이고 유럽에서는 쑥의 유사종이 자생
한다. 약용 효능은 극동 쑥이나 유럽 쑥이 서로 비슷하다.

쑥의 기원은 정확하지 않으나 우리나라의 경우 기원전 2333년 단군 신화
에서 곰이 마늘과 쑥을 먹었다는 전설이 있어 이미 삼국 시대 이전부터 우리
민족과 쑥은 밀접한 연관이 있었던 것으로 추정된다.

쑥

쑥은 산길이나 묘지, 논밭 주변 풀밭, 초지에서 흔히 자생한다. 농촌에서 빈 집이 생기면 쑥 씨앗이 날아와 쑥쑥 자라기 때문에 '쑥대밭'이라는 말이 생겨났다.

쑥의 원줄기는 높이 1.5m까지 자라고 꽃은 7~11월 사이에 개화를, 열매는 8~11월에 성숙한다. 쑥은 약용 쑥과 식용 쑥으로 나눌 수 있는데 쓴 맛이 강하기 때문에 수프를 만들 때는 주로 식용 쑥을 사용하는 것이 좋다. 쑥은 비슷한 잎 모양의 식물이 많지만 잎에서 특유의 쑥 냄새가 나기 때문에 쉽게 구별할 수 있다.

쑥의 효능

산과 들에서 만나는 쑥은 산쑥(A. montana), 참쑥(A. lavandulaefolia), 덤불쑥(A. rubripes) 등이 있다. 쑥 잎은 국화과의 다른 식물 잎과 비슷하므로 잎을 뜯어서 향기를 맡아 본다. 일반적으로 참쑥을 쑥이라고 부르지만 쑥

쑥

향기가 나는 것은 대부분 식용 및 약용할 수 있고 약용 효능이 높은 쑥은 특별히 인진쑥이라고 말한다.

쑥은 지혈, 복통, 구토, 고혈압, 양혈, 위장, 부인병에 효능이 있고

쑥뜸의 재료로 사용한다. 최근에는 쑥 추출물이 유방암을 억제하는 것을 발견했다.

식용 방법

우리나라에서는 쑥 된장국을 만들어 즐겨 먹지만 쑥 떡, 쑥 인절미, 쑥 만두, 쑥 찐빵을 만들 수 있고 제과, 제빵에도 사용할 수 있다. 일본에서는 쌀 요리나 수프 요리에 쑥을 사용한다. 또한 말린 쑥을 처마에 걸어 놓으면 모기를 퇴치할 수 있다.

쑥 수프 조리 예제

쑥 수프의 맛

쑥 수프에서는 쑥의 향이 강하게 난다. 쑥의 양을 적게 넣으면 먹을 만한 수프가 만들어진다. 참고로 샐러리 줄기 1개를 다져서 넣으면 향미가 좀 더 좋아진다.

레시피 포인트

쑥의 향을 줄이기 위해 전분 대신 감자를 사용한다. 쑥 역시 곱게 분쇄되지 않으므로 살짝 데친 후 믹서에서 1분 이상 분쇄하는 것이 좋다.

쑥 수프 재료(2~3인분)	
쑥	50g
양배추 잎 1~3장	50g
양파 작은 것 1개	100g
감자 1/2개	100g
생강 1쪽	5g
물 또는 육수	1컵
버터	2작은술
휘핑크림	1/2컵
소금	적량
후추	적량
샐러리 줄기 1줄	옵션

쑥 죽 재료(2인분)	
쑥	50g
양배추 잎 3~5장	100g
양파 작은 것 1개	50g
마늘 2쪽	10g
볶은 깨	적량
밥 1공기	220g
물 또는 육수	1컵
소금	적량
후추	적량
참기름	적량

쑥 수프 레시피

맛 ★★★★
효능 ★★★★

 1. 프라이팬에 버터를 녹인 뒤 생강(마늘)을 볶다가 감자, 양파, 양배추 순서로 타지 않게 살짝 볶는다. (죽을 만들 때는 버터로 재료를 볶지 않는다.)

 2. 살짝 볶은 것에 쑥 잎과 육수를 넣고 재료가 완전히 익을 때까지 끓인다.

 3. 앞에서 데친 재료를 한꺼번에 넣고 믹서나 핸드그라인더로 1분 이상 분쇄한다. (죽을 만들려면 밥 1공기를 별도로 준비한다.)

 4. 갈아낸 재료 전부를 냄비에 넣은 뒤 끓인다. 휘핑크림을 원하는 농도만큼 넣고, 소금으로 살짝 간을 한다. (죽을 조리할 때는 휘핑크림 대신 밥과 참기름을 넣은 뒤 끓인다.)

 5. 수프가 걸쭉하면 물을 보충해 수프의 농도를 조절한다. 끓여낸 수프를 그릇에 담아낸 후 파슬리 가루와 후추를 뿌린다.

마늘쫑 수프

별미 중의 별미
마늘쫑 수프

백합과 여러해살이풀 *Allium sativum* .2m

마늘쫑이란 마늘의 꽃대를 말한다.

중앙 아시아~이란 원산인 마늘은 기원전부터 인간이 재배 및 식용한 세계 공통의 향신료 식물이다. 고대 이집트인들이 재배한 마늘은 영험한 효능 때문에 중세 시대에는 악마를 물리치는 허브로 명성을 얻었다. 특히 중유럽과 동유럽은 마늘을 악마ㆍ늑대인간ㆍ흡혈귀를 물리친다 하여 창문에 걸어 놓

마늘쫑

는 습성이 생겼다.

인도의 힌두교와 불교는 마늘이 욕망을 증가시키고 명상을 방해한다 하여 금기시하기도 했다.

페르시아 문화권인 이란에서는 신년 초가 되면 7가지 축하품을 테이블에 배치하는데 여기에 올리브, 사과, 밀, 식초, 옻나무, 달콤한 푸딩과 함께 마늘이 포함된다.

중앙아시아와 가까운 그리스 로마와 지중해는 오래 전부터 마늘을 식용 및 약용했지만 영국을 포함한 서유럽

마늘 전초

마늘쫑 수프 조리 예제

지역이 마늘을 먹기 시작한 것은 채 몇 백 년이 되지 않았다.

이와 달리 중국과 우리나라는 수천 년 전부터 마늘을 식용 및 약용해 왔고 동남아시아도 마늘을 즐겨 먹는다.

마늘의 효능

생마늘 100g당 영양 성분은 149kcal, 탄수화물 33g, 식이섬유 2.1g, 단백질 6.3g, 비타민 B1, B2, B3, B5, B6, B9, C, 칼슘, 철, 마그네슘, 망간, 인, 칼륨, 아연, 셀레늄을 함유하고 있는데 특히 비타민 B6과 망간을 많이 함유하고 있다. 마늘에는 다른 채소와 달리 유황이 함유되어 있다.

마늘은 위암, 전립선암, 피부 미용, 빈혈에 효능이 있음이 증명되었지만 혈액 순환 개선은 과학적으로 증명되지 않았다.

식용 방법

마늘을 섭취하면 생기는 마늘 냄새는 유황 성분 때문이다. 이 유황 성분은 마늘을 익히거나 버터로 볶으면 사라진다. 서양에서는 마늘과 파슬리를 함께 섭취하면 입 안에서 생기는 마늘 냄새가 줄어든다고 한다.

생마늘은 고추장에 찍어 먹을 수 있고 간장에 졸여 마늘 장아찌로 먹을 수 있다. 각종 요리의 향신료로 사용할 수 있다. 버터를 바른 마늘 바게트는 마늘 냄새가 적게 나는 마늘 레시피의 하나이다.

마늘쫑 수프의 맛

마늘쫑 수프의 맛은 부드럽고 온화하고 뒷맛은 상큼하고 맛있다. 매운 맛은 거의 없으므로 양을 듬뿍 넣어도 상관없다.

레시피 포인트

마늘쫑을 버터로 볶은 뒤 물에 데친 후 믹서로 갈아서 준비한다. 감자를 넣으면 상큼한 맛이 사라지고 수프의 맛이 둔해지므로 감자 대신 전분 가루를 사용한다.

마늘쫑 수프 재료(2~3인분)			마늘쫑 죽 재료(2~3인분)	
마늘쫑 줄기	100g		마늘쫑 줄기	100g
양배추 잎 3~5장	100g		양배추 잎 3~5장	100g
양파 작은 것 1/2개	50g		양파 작은 것 1/2개	50g
생강 1쪽	5g		청양고추	1~2개
전분	10~20g		마늘 1~2쪽	5~10g
물	1컵		밥 1공기	220g
버터 또는 카놀라유	2작은술		물	1컵
휘핑크림	1/2컵		소금	적량
소금	적량		후추	적량
후추	적량		참기름	적량

마늘쫑 수프 레시피

맛 ★★★★★
효능 ★★★★

 1. 프라이팬에 버터를 녹인 뒤 생강(마늘)을 볶다가 양파, 양배추, 마늘쫑 순서대로 넣어 타지 않게 살짝 볶는다. (죽을 만들 때는 재료를 볶지 않는다.)

 2. 살짝 볶은 것에 물이나 육수를 넣고 재료가 완전히 익을 때까지 끓인다.

 3. 앞에서 데친 재료를 한꺼번에 넣고 믹서나 핸드그라인더로 30초 이상 분쇄한다.
(죽으로 조리할 때는 밥 1공기를 준비한다.)

 4. 갈아낸 재료 전부를 냄비에 넣은 뒤 끓여 준다. 휘핑크림을 넣어 원하는 농도로 만든 뒤, 소금으로 살짝 간을 해 준다. (죽으로 조리할 때는 휘핑크림 대신 밥과 참기름을 넣은 뒤 끓인다.)

 5. 수프가 걸죽하면 물을 보충하면서 농도를 조절한다. 끓여낸 수프를 그릇에 담아낸 후 파슬리 가루와 후추를 뿌린다.

항암, 심혈관 질환에 좋은
깻잎(들깨 잎) 수프

꿀풀과 한해살이풀 *Perilla frutescens* 1m

깻잎의 정명은 '들깨'이고 한자로는 백소(白蘇)라고 부른다. 꿀풀과 식물인 들깨는 특유의 강한 향미가 있어 수프 요리에는 어울리지 않지만 재료를 잘 사용하면 나름대로 먹을 만한 수프가 나온다.

인도와 동남아시아가 원산지인 들깨는 통일 신라시대 이전 중국을 통해 우리나라에 전래된 것으로 추정된다. 들깨를 주로 먹는 나라는 우리나라이고

들깨

재배 또한 우리나라에서 많이 한다.

들깨의 원줄기는 네모지고 털이 있으며 높이 0.6~1m로 자란다. 잎은 넓은 타원형이고 길이 7~12cm, 가장자리에 톱니가 있고 잎자루가 있다. 꽃은 8월에 줄기 끝이나 원줄기 끝에서 자잘한 흰색 꽃이 모여 달린다. 열매는 둥글고 단단하며 흔히 들깨라고 부른다. 38~45%의 기름을 함유한 열매를 압착하면 들기름이 만들어진다.

들깨의 유사종에는 '차즈기', '청소엽' 등이 있는데 일본의 경우 들깨보다는 차즈기(자소엽)를 즐겨 먹는다.

들깨의 효능

들깨에는 식이섬유, 단백질, 칼슘, 철분, 비타민 A, B, C, 미네랄이 풍부하다. 들깨는 Perilla Ketone, Etoma Ketone, Isoegoma Ketone이라는 성분 때문에 들깨 특유의 강한 향이 난다. 들기름은 오메가 3 지방산이 풍부하며 들깨는 항암, 심혈관 질환, 항염, 천식, 복통, 관절염 등에 효능이 있다.

식용 방법

우리나라는 들깨 잎을 깻잎이라고 부르면서 싱싱한 잎을 쌈 채소로 사용한다. 기름에 볶아 나물로 섭취하고 각종 찌게 요리에 넣어 먹는다. 깻잎 장아찌 같은 절임 요리를 만들 수 있다. 들깨의 종자로 만든 들깨 가루는 각종 찌게 요리의 향신료로 사용하거나 국수를 만들 때 넣는다. 종자를 압착해서 만든 들기름은 각종 음식의 향신료로 사용하고 샐러드 드레싱에 사용한다. 인도에서는 들깨 종자를 구워서 각종 요리에 사용한다. 중국에서는 만주 일대에서 들깨를 이용한 음식이 발달했다. 일본에서는 된장 등을 이용한 들깨 요리가 있지만 크게 번성하지는 않았고, 들깨의 유사종인 자소엽을 이용한 요리가 발달했다.

들깨 수프 조리 예제

깻잎

들깨 잎(깻잎) 수프의 맛

깻잎 특유의 향이 강하다. 후추를 뿌린 뒤 섭취한다. 풍미를 보강하기 위해 샐러리 줄기 1개를 다져서 넣을 수 있다.

레시피 포인트

  깻잎은 섬유질이 질기므로 믹서로 잘 분쇄되지 않는다. 믹서로 분쇄할 때 1분 이상 분쇄해 준다. 깻잎 향과 휘핑크림의 향이 조화를 이루지 않으므로 깻잎 향을 분산하기 위해 전분 대신 감자를 사용한다.

깻잎 수프 재료(2~3인분)	
깻잎	50g
양배추 잎 1~3장	50g
양파 작은 것 1개	100g
감자 1/2개	100g
생강 1쪽	5g
물 또는 육수	1컵
버터 또는 카놀라유	2작은술
휘핑크림	1/2~1컵
소금	적량
후추	적량
샐러리 줄기 1줄	옵션

깻잎 죽 재료(2인분)	
깻잎	50g
양배추 잎 3~5장	100g
양파 작은 것 1개	100g
청양고추	1개
마늘 2쪽	10g
밥 1공기	220g
물 또는 육수	1컵
소금	적량
후추	적량
참기름	적량

깻잎 수프 레시피

맛 ★★★
효능 ★★★☆

 1. 프라이팬에 버터를 녹인 뒤 생강(마늘)을 볶다가 감자, 양파, 양배추 순서대로 넣어 타지 않게 살짝 볶는다. (죽을 만들 때는 재료를 볶지 않는다.)

 2. 살짝 볶은 것에 물이나 육수를 넣고 재료가 완전히 익을 때까지 끓인다.

 3. 앞에서 데친 재료를 믹서나 핸드그라인더로 분쇄한다. 깻잎은 믹서나 핸드그라인더로 1분 이상 분쇄한다.
(죽으로 조리할 때는 밥 1공기를 준비한다.)

 4. 갈아낸 재료 전부를 냄비에 넣은 뒤 끓여 준다. 휘핑크림을 넣어 원하는 농도로 만든 뒤, 소금으로 살짝 간을 한다. (죽으로 조리할 때는 휘핑크림 대신 밥과 참기름을 넣은 뒤 끓인다.)

 5. 수프가 걸쭉하면 물을 보충하면서 농도를 조절한다. 끓여낸 수프를 그릇에 담아낸 후 파슬리 가루와 후추를 뿌린다.

혈액 순환, 노화 예방에 좋은
실부추(영양부추) 수프

백합과 여러해살이풀 *Allium anisopodium* 30~70cm

영양부추라고 불리는 이 식물의 정식 명칭은 '실부추'이지만 더러 '조선부추' 또는 '솔부추'라고도 부른다. 항간에는 일반 부추를 조선부추라고도 부르기도 하므로 혼동을 피하기 위해 영양부추라고 부른다. 사실 일반 부추는 '정구지'라는 별명이 있으므로 조선부추는 일반 부추를 가리키는 것이 아니라 영양부추를 가리키는 말이라고 할 수 있는데 웬일인지 일반 부추를 조선

실부추

부추라고 부르는 경우가 있다.

우리나라의 인천, 강화, 홍천, 서귀포, 예산과 중국, 몽골, 시베리아 등지에서 자생하는 실부추는 일반 부추와 달리 잎이 다육질이고 윤채가 나는 점으로 구별할 수 있다. 일반 부추는 잎이 질기지만 영양부추는 잎이 뚝뚝 끊어질 뿐 아니라 알싸한 마늘 향이 있어 날것으로 생식할 수 있다.

산지의 경사진 모래밭이나 목초지에서 볼 수 있는 실부추는 높이 30~70cm로 자라고 잎은 3~6개이다. 꽃은 9~10월에 홍자색으로 피는데 부추 꽃에 비해 작고 산부추 꽃과 비슷한 모양이다. 가식 부위는 전초이지만 시

실부추 꽃

장에 출하되는 것은 하우스에서 재배한 잎이다.

실부추의 효능

실부추는 일반 부추에 비해 칼슘, 철분, 알린, 사포닌, 비타민을 다량 함유하고 있어 일반 부추에 비해 부추 향이 진하다.

민간에서는 실부추의 열매를 기관지염, 위장염, 혈액 순환에 약용하는데 노화 예방에도 효능이 있다.

식용 방법

영양부추는 부추류 중에서 싱싱한 잎을 날것으로 먹을 수 있는 것 중 하나이다. 참고로 싱싱한 날것을 생식할 수 있는 부추류는 실부추, 두메부추, 삼채 등이 있는데 셋 다 비슷한 향미와 미각을 가지고 있다. 영양부추의 효능은 자세하게 연구되지 않았지만 맛과 향미가 비슷한 것으로 보아 두메부추는 물

실부추 수프 조리 예제

론 삼채와 비슷한 효능이 있을 것으로 추정된다.

영양부추는 샐러드, 육류 요리의 쌈채소, 겉절이로 식용할 수 있고, 부추 비빔밥의 좋은 재료이다. 된장국에 넣어도 맛있다.

실부추 수프의 맛

약간의 부추 향미가 나지만 부드럽고 온화하다. 수프에 후추를 뿌린 뒤 섭취하면 맛나다.

레시피 포인트

실부추는 섬유질이 질기므로 믹서로 잘 분쇄되지 않는다. 믹서로 분쇄할 때 1분 이상 분쇄한다.

실부추 수프 재료(2~3인분)	
실부추	100g
양배추 잎 1~3장	50g
양파 작은 것 1개	100g
생강 1쪽	5g
물 또는 육수	1컵
전분	10~20g
버터 또는 카놀라유	2작은술
휘핑크림	1/2컵
소금	적량
후추	적량
샐러리 줄기 1줄	옵션

실부추 죽 재료(2~3인분)	
실부추	100g
양배추 잎 1~3장	50g
양파 작은 것 1개	100g
청양고추	1개
마늘 2쪽	10g
밥 1공기	220g
물	1컵
소금	적량
후추	적량
참기름	적량

실부추 수프 레시피

맛 ★★★★
효능 ★★★★

 1. 프라이팬에 버터를 녹인 뒤 생강(마늘)을 볶다가 양파, 양배추, 실부추 순서대로 넣어 타지 않게 살짝 볶는다. (죽을 만들 때는 재료를 볶지 않는다.)

 2. 살짝 볶은 것에 물이나 육수를 넣고 재료가 완전히 익을 때까지 끓인다.

 3. 앞에서 데친 재료를 한꺼번에 넣고 믹서나 핸드그라인더로 1분 이상 분쇄한다.
(죽으로 조리할 때는 밥 1공기를 준비한다.)

 4. 갈아낸 재료 전부를 냄비에 넣은 뒤 끓여 준다. 물에 탄 전분과 휘핑크림을 넣으면서 원하는 농도로 만든 뒤, 소금으로 살짝 간을 한다. (죽으로 조리할 때는 전분과 휘핑크림 대신 밥과 참기름을 넣은 뒤 끓인다.)

 5. 수프가 걸쭉하면 물을 보충하면서 농도를 조절한다. 끓여낸 수프를 그릇에 담아낸 후 파슬리 가루와 후추를 뿌린다.

부추 수프

당뇨에 좋은
부추(정구지) 수프

백합과 여러해살이풀 *Allium tuberosum* 50cm

실부추(영양부추)는 나오는 철이 있으므로 실부추가 출하되지 않는 철에는
부추로 수프를 만드는 것도 좋은 방법이다.

우리나라와 한국, 중국, 일본에 분포하는 부추의 원산지는 중국 남부 지방
이다. 잎은 실부추와 달리 납작한 형태이고 육질은 얇다. 꽃은 7~8월에 긴
꽃대가 올라온 뒤 그 끝에 우산모양화서로 자잘한 꽃들이 둥글게 모여 달린

다.

부추에는 Dimethyl-disulfide, 사포닌 등이 함유되어 해독 · 혈뇨 · 지혈에 효능이 있을 뿐만 아니라 당뇨 · 이질 · 어혈 · 치질 · 대하 · 타박상에도 효능이 있으며, 또한 간과 신장을 보한다.

부추를 이용한 수프 조리 방법은 앞의 실부추 조리 방법과 같다.

부추 수프 조리 예제

레시피 포인트

부추는 섬유질이 매우 질기므로 믹서로 잘 분쇄되지 않는다. 믹서로 분쇄할 때 1분 이상 분쇄한다

부추 스프 재료(2~3인분)	
부추	100g
양배추 잎 1~3장	50g
양파 작은 것 1개	100g
생강 1쪽	5g
물 또는 육수	1컵
전분	10~20g
버터 또는 카놀라유	2작은술
휘핑크림	1/2컵
소금	적량
후추	적량
샐러리 줄기 1줄	옵션

부추 죽 재료(2~3인분)	
부추	100g
양배추 잎 1~3장	50g
양파 작은 것 1개	100g
청양고추	1개
마늘 2쪽	10g
밥 1공기	220g
물	1컵
소금	적량
후추	적량
참기름	적량

부추 수프 레시피

맛 ★★★★
효능 ★★★★

 1. 프라이팬에 버터를 녹인 뒤 생강(마늘)을 볶다가 양파, 양배추, 부추 순서대로 넣어 타지 않게 살짝 볶는다. (죽을 만들 때는 재료를 볶지 않는다.)

 2. 살짝 볶은 것에 물이나 육수를 넣고 재료가 완전히 익을 때까지 끓인다.

 3. 앞에서 데친 재료를 한꺼번에 넣고 믹서나 핸드그라인더로 1분 이상 분쇄한다.
(죽으로 조리할 때는 밥 1공기를 준비한다.)

 4. 갈아낸 재료 전부를 냄비에 넣은 뒤 끓여 준다. 물에 탄 전분과 휘핑크림을 넣으면서 원하는 농도로 만든 뒤, 소금으로 살짝 간을 한다. (죽으로 조리할 때는 전분과 휘핑크림 대신 밥과 참기름을 넣은 뒤 끓인다.)

 5. 수프가 걸죽하면 물을 보충하면서 농도를 조절한다. 끓여낸 수프를 그릇에 담아낸 후 파슬리 가루와 후추를 뿌린다.

기침, 인후염에 좋은
방풍나물(갯기름나물) 수프

산형과 여러해살이풀 *Peucedanum japonicum* 0.5~1m

우리나라와 중국, 일본, 대만, 필리핀에 자생한다. 자생지는 주로 해안가와 가까운 지역이다.

원줄기는 높이 1m 내외로 자라고 털이 없다. 잎은 어긋나기하며 2~3회 우상복엽이고 긴 잎자루가 있다. 작은 잎은 거꿀달걀 모양이고 길이 3~6cm 내외, 잎은 보통 3개로 갈라지고 가장자리에 불규칙한 톱니가 있다.

방풍나물

방풍나물 꽃

6~8월에 피는 꽃은 흰색이고 겹우산 모양화서로 줄기 끝이나 가지 끝에서 자잘한 꽃들이 모여 달린다.

방풍나물의 정명은 '갯기름나물'이고 한자로는 빈해전호(濱海前胡)라고 부른다. 우리나라는 봄나물로 섭취하는 경우가 많고 일본은 나물과 약용으로 소비한다.

방풍나물의 효능

민간에서는 더러 '방풍'이라는 약제로 오인하는데 정확히는 '빈해전호'라는 약제에 준해 약용한다.

인후염, 해수, 감기, 이뇨, 항염, 각종 통증에 효능이 있다.

일본에서는 장수 및 항암 식품으로 알

려져 있지만 과학적으로 증명되지는 않았다. 일본의 민간에서는 방풍나물과 뿌리를 인후염 약으로 사용한 기록이 많다. 중국에서는 방풍나물과 뿌리를 이뇨, 진정, 강장제로 사용한다.

식용 방법

방풍나물은 날것의 식용이 불가능하기 때문에 보통은 간장 무침이나 된장 무침으로 식용한다.

방풍나물 수프 조리 예제

방풍나물 수프의 맛

수프를 만들 때 방풍나물을 많이 넣으면 풀 냄새가 심하므로 적게 넣는 것이 좋다. 수프의 맛은 특별한 향미는 없고 단조로운 맛이다. 후추를 뿌린 뒤 섭취한다. 샐러리 줄기 2개를 다져서 넣으면 향미가 많이 보강된다.

레시피 포인트

전분 대신 감자를 넣어 방풍나물의 풀 냄새를 제거하는 것이 좋다. 방풍나물 역시 섬유질이 질기므로 믹서로 분쇄할 때 1분 이상 분쇄해 준다.

방풍나물 수프 재료(2~3인분)	
방풍나물	50g
양배추 잎 1~3장	50g
양파 작은 것 1개	100g
감자 1/2개	100g
생강 1쪽	5g
물 또는 육수	1컵
버터 또는 카놀라유	2작은술
휘핑크림	1/2컵
소금	적량
후추	적량
샐러리 줄기 2줄	옵션

방풍나물 죽 재료(2~3인분)	
방풍나물	50g
양배추 잎 1~3장	50g
양파 작은 것 1개	100g
청양고추	1개
마늘 2쪽	10g
밥 1공기	220g
물	1컵
소금	적량
후추	적량
참기름	적량

방풍나물 수프 레시피

맛 ★★★
효능 ★★★

 1. 프라이팬에 버터를 녹인 뒤 생강(마늘)을 볶다가 감자, 양파, 양배추, 방풍나물 순서대로 넣으면서 타지 않게 살짝 볶는다. (죽을 만들 때는 재료를 볶지 않는다.)

 2. 살짝 볶은 것에 물이나 육수를 넣고 재료가 완전히 익을 때까지 끓인다.

 3. 앞에서 데친 재료를 한꺼번에 넣고 믹서나 핸드그라인더로 1분 이상 분쇄한다.
(죽으로 조리할 때는 밥 1공기를 준비한다.)

 4. 분쇄한 재료 전부를 냄비에 넣은 뒤 끓여 준다. 휘핑크림을 넣어 원하는 농도로 만든 뒤, 소금으로 살짝 간을 한다. (죽으로 조리할 때는 휘핑크림 대신 밥과 참기름을 넣은 뒤 끓인다.)

 5. 수프가 걸쭉하면 물을 보충하면서 농도를 조절한다. 끓여낸 수프를 그릇에 담아낸 후 파슬리 가루와 후추를 뿌린다.

참나물 수프

혈액 순환에 좋은

참나물(파드득나물) 수프

산형과 여러해살이풀 *Pimpinella brachycarpa* 1m

　시장에서 판매하는 참나물은 참나물의 개량종이거나 파드득나물이므로 참나물이나 파드득나물을 같은 나물이라고 생각하고 준비한다.

　깊은 산에서 독자생존하는 참나물은 높이 1m 내외로 자라는 산나물이다. 참나물은 개체수가 희소하기 때문에 보이는 족족 산꾼들이 캐 간다. 파드득나물 또한 높이 1m 내외로 자라고 외형은 참나물과 비슷하다.

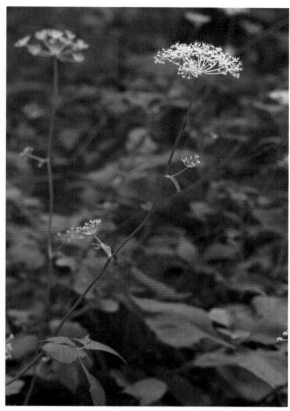
참나물

참나물의 꽃은 6~8월에 줄기나 가지 끝에서 피고 파드득나물의 꽃은 같은 시기에 잎겨드랑이나 줄기 끝에서 핀다.

참나물의 잎은 3개씩 달리는 3출엽이고 하단 잎은 잎자루가 길고 줄기 상단 잎은 잎자루가 짧다. 작은 잎은 달걀 모양이고 가장자리에 톱니가 있다.

파드득의 잎은 참나물과 비슷하지만 소엽에 날개가 있고 톱니 모양이 조금 다르다.

참나물의 효능

파드득나물은 해독, 기침, 가래, 해수, 혈액 순환, 소염, 치통, 임병에 효능이 있다. 참나물의 효능은 거풍, 이질, 설사, 빈혈에 효능이 있고 치매를 예방한다.

참나물

식용 방법

참나물과 파드득나물의 야들야들한 잎은 샐러드, 고추

참나물 수프 조리 예제

장 무침으로 먹을 수 있지만 보통은 나물로 무쳐 먹거나 물김치에 넣는다.

참나물 수프의 맛

단백하고 온화하다. 후추를 뿌린 뒤 섭취한다.

레시피 포인트

참나물 또한 섬유질이 질기므로 믹서로 잘 분쇄되지 않는다. 믹서로 분쇄할 때 1분 이상 분쇄해 준다. 조리 양을 늘리려면 전분 대신 감자 100g을 넣는다.

참나물 수프 재료(2~3인분)	
참나물(파드득나물)	100g
양배추 잎 1~3장	50g
양파 작은 것 1개	100g
고추 1개	5g
생강 1쪽	5g
물 또는 육수	1컵
전분	10~20g
버터 또는 카놀라유	2작은술
휘핑크림	1/2~1컵
소금	적량
후추	적량
샐러리 줄기 1줄	옵션

참나물 죽 재료(2~3인분)	
참나물(파드득나물)	100g
양배추 잎 3~5장	100g
양파 작은 것 1개	100g
청양고추	1개
마늘 2쪽	10g
밥 1공기	220g
물	1컵
소금	적량
후추	적량
참기름	적량

참나물(파드득나물) 수프 레시피

맛 ★★★★
효능 ★★★

1. 프라이팬에 버터를 녹인 뒤 생강(마늘)을 볶다가 양파, 양배추를 순서대로 넣으면서 타지 않게 살짝 볶는다. (죽을 만들 때는 재료를 볶지 않는다.)

2. 살짝 볶은 것에 물이나 육수를 넣고 재료가 완전히 익을 때까지 끓인다.

3. 앞에서 데친 재료를 한꺼번에 넣고 믹서나 핸드그라인더로 분쇄한다. 참나물은 별도로 1분 이상 갈아서 준비한다. (죽으로 조리할 때는 밥 1공기를 준비한다.)

4. 갈아낸 재료 전부를 냄비에 넣은 뒤 끓여 준다. 휘핑크림을 넣어 원하는 농도로 만든 뒤, 소금으로 살짝 간을 해 준다. (죽으로 조리할 때는 휘핑크림 대신 밥과 참기름을 넣은 뒤 끓인다.)

5. 수프가 걸죽하면 물을 보충하면서 농도를 조절한다. 끓여낸 수프를 그릇에 담아낸 후 파슬리 가루와 후추를 뿌린다.

세발나물 수프

골다공증과 비만에 좋은
세발나물(갯개미자리) 수프

석죽과 힌/두해살이풀 *Spergularia marina* 35cm

1753년 칼 린네에 의해 최초로 학명을 받은 갯개미자리는 전 세계의 바닷가 염습지, 해변가에서 자생하는 석죽과 식물이다. 유사종으로는 '개미자리'와 '큰개미자리'가 있다.

갯개미자리는 바닷가의 염습지, 하구, 갯바위 틈에서 자란다. 원줄기는 높이 35cm로 자라고 밑에서 여러 갈래로 갈라진다. 잎은 반원주형의 선 모양

세발나물

세발나물

이며 마주나기하고 길이 1.5~3cm이며 털은 없다. 5~8월에 피는 꽃은 원줄기 상단의 잎겨드랑이에 달리고 꽃의 모양은 개미자리 꽃과 비슷하다. 꽃의 크기는 5mm 정도이고 꽃잎은 5개, 꽃받침 조각도 5개, 수술은 5개, 암술머리는 3개이다. 열매는 달걀 모양이고 길이 5~6mm, 3개로 갈라진다.

가식 부위는 꽃이 피기 전 줄기와 잎으로 보통 밑둥에서 잘라낸 뒤 시장에 출하한다. 정명은 '갯개미자리'이지만 시장에서는 흔히 '세발나물'로 불린다.

세발나물의 효능

식물체에 영양가 있는 아미노산, 비타민, 미네랄, 섬유질, 콜라겐이 함유되어 있다. 항암, 골다공증, 비만 예방에 효능이 있다.

식용 방법

나물로 무쳐 먹는다.

세발나물 수프 조리 예제

세발나물 수프의 맛

특별한 향미가 없고 전반적으로 무난한 맛이다. 후추를 뿌린 뒤 섭취한다. 다진 샐러리 줄기를 넣으면 향미가 보강된다.

레시피 포인트

세발나물 역시 섬유질이 질기므로 믹서로 잘 분쇄되지 않는다. 믹서로 분쇄할 때 1분 이상 분쇄해 준다.

세발나물 수프 재료(2~3인분)	
세발나물	80g
양배추 잎 3~5장	100g
양파 작은 것 1개	100g
생강 1쪽	5g
물 또는 육수	1컵
전분	10~20g
버터 또는 카놀라유	2작은술
휘핑크림	1/2컵
소금	적량
후추	적량
샐러리 줄기 1줄	옵션

세발나물 죽 재료(2~3인분)	
세발나물	80g
양배추 잎 1~3장	50g
양파 작은 것 1개	100g
청양고추	1개
마늘 2쪽	10g
밥 1공기	220g
물	1컵
소금	적량
후추	적량
참기름	적량

새발나물 수프 레시피

맛 ★★★
효능 ★★★

1. 프라이팬에 버터를 녹인 뒤 생강(마늘)을 볶다가 양파, 양배추를 순서대로 넣어 타지 않게 살짝 볶는다. (죽을 만들 때는 재료를 볶지 않는다.)

2. 살짝 볶은 것에 물이나 육수를 넣고 재료가 완전히 익을 때까지 끓인다.

3. 앞에서 데친 재료를 한꺼번에 넣고 믹서나 핸드그라인더로 분쇄한다. 세발나물은 별도로 1분 이상 믹서로 분쇄한다.
(죽으로 조리할 때는 밥 1공기를 준비한다.)

4. 갈아낸 재료 전부를 냄비에 넣은 뒤 끓여 준다. 휘핑크림을 넣으면서 원하는 농도로 만든 뒤, 소금으로 살짝 간을 해 준다. (죽으로 조리할 때는 휘핑크림 대신 밥과 참기름을 넣은 뒤 끓인다.)

5. 수프가 걸죽하면 물을 보충하면서 농도를 조절한다. 끓여낸 수프를 그릇에 담아낸 후 파슬리 가루와 후추를 뿌린다.

간염에 좋은
돌나물(돈나물) 수프

돌나물과 여러해살이풀 *Sedum sarmentosum* 10~15cm

'돈나물' 이라고도 불리는 돌나물의 자생지는 우리나라와 중국, 태국이다. 산지의 들판과 양지바른 풀밭, 바위 틈, 밭둑, 무덤, 농가의 담장 옆에서 자생하는 돌나물은 높이 15cm로 자라고 잎은 3개씩 돌려난다. 잎은 긴 타원형~거꿀피침형이고 잎자루가 없으며 두툼한 다육질이고 윤채가 있다. 5~6월에 피는 꽃은 취산화서로 여러 개의 꽃이 달리고 황록색이며 지름 6~10mm, 수

돈나물

술 10개이다. 지면을 기는 습성이 있는 돌나물은 지면에 닿은 줄기마다 뿌리를 내리기 때문에 번식력이 왕성하다.

돌나물은 축축한 땅이면 어디서나 볼 수 있기 때문에 쉽게 채취할 수 있는 나물이다. 돌나물을 식용 및 약용하려면 가급적 공해가 없는 지역에서 채취한 것이 좋다.

돌나물

돌나물의 효능

간염, 고열, 종기, 해독, 인후통, 화상에 효능이 있다. 뱀이나 벌레에 물렸을 때는 돌나물의 꽃을 찧어 바른다.

돌나물 수프 조리 예제

식용 방법

초고추장에 무쳐 먹거나 돌나물 김치를 만든다.

돌나물 수프의 맛

돌나물 특유의 향미가 있다. 후추를 뿌린 뒤 섭취한다. 맛을 보강하려면 샐러리 줄기 1~2개를 다져서 넣는다.

레시피 포인트

돌나물 특유의 향미를 제거하기 위해 전분 대신 감자나 당근을 넣는다. 돌나물 역시 섬유질이 질기므로 믹서로 분쇄할 때 1분 이상 분쇄해 준다.

돌나물 수프 재료(2~3인분)	
돌나물	80g
양배추 잎 1~3장	50g
양파 작은 것 1개	100g
감자 1/2개	100g
생강 1쪽	5g
물 또는 육수	1컵
버터 또는 카놀라유	2작은술
휘핑크림	1/2~1컵
소금	적량
후추	적량
샐러리 줄기 1~2줄	옵션

돌나물 죽 재료(2~3인분)	
돌나물	80g
양배추 잎 3~5장	100g
양파 작은 것 1개	100g
청양고추	1개
마늘 2쪽	10g
밥 1공기	220g
물	1컵
소금	적량
후추	적량
참기름	적량

돌나물 수프 레시피

맛 ★★★
효능 ★★★

 1. 프라이팬에 버터를 녹인 뒤 생강(마늘)을 볶다가
감자, 양파, 양배추, 돌나물을 순서대로 넣으면서
타지 않게 살짝 볶는다. (죽을 만들 때는 재료를 볶
지 않는다.)

 2. 살짝 볶은 것에 물이나 육수를 넣고 재료가 완전
히 익을 때까지 끓인다.

 3. 앞에서 데친 재료를 한꺼번에 넣고 믹서나 핸드그
라인더로 1분 이상 분쇄한다.
(죽으로 조리할 때는 밥 1공기를 준비한다.)

 4. 갈아낸 재료 전부를 냄비에 넣은 뒤 끓여 준다. 휘
핑크림을 넣어 원하는 농도로 만든 뒤, 소금으로
살짝 간을 한다. (죽으로 조리할 때는 휘핑크림 대
신 밥과 참기름을 넣은 뒤 끓인다.)

 5. 수프가 걸쭉하면 물을 보충하면서 농도를 조절한
다. 끓여낸 수프를 그릇에 담아낸 후 파슬리 가루
와 후추를 뿌린다.

민들레 수프

간염과 해열에 좋은
민들레 수프

국화과 여러해살이풀 *Taraxacum platycarpum* 30cm

　민들레는 농촌의 묘지 부근에서 토종 민들레를 포함해 산에서 볼 수 있는 '산민들레', 도시 공원에서 볼 수 있는 '서양민들레'를 같은 나물로 취급한다.

　민들레는 농촌의 양지바른 풀밭에서 흔히 볼 수 있는 우리나라 민들레를 말한다. 뿌리에서 올라온 잎은 방석처럼 퍼지고 높이 30cm의 꽃대가 올라온

민들레

뒤 노란색 꽃을 피운다. 잎은 도피침상 선형이며 길이 6~15cm, 가장자리는 무우 잎처럼 갈라지고 털이 있다. 4~5월에 피는 꽃은 꽃대에 1개의 꽃이 달리고 일반적으로 노란색이지만 흰색 꽃이 피는 품종은 '흰민들레'라고 부른다. 한 달 뒤 꽃이 시들면 씨앗에 털 같은 날개가 돋아나면서 공 모양으로 열매를 이룬다.

토종 민들레는 꽃잎 뒤에 총포가 붙어 있고 총포에 돌기가 없는 반면, 산민들레는 총포에 돌기가 있고, 서양민들레는 총포가 꽃 뒷면에 붙어 있지 않고 말려 있으므로 이런 점으로 구별할 수 있다.

수확한 민들레 잎

민들레의 효능

뿌리를 포함한 전초를 포공영(浦公英)이라는 약재로 사용한다. 기침, 해열, 간염, 변비, 소염에 효능이 있고 위장을 보한다.

민들레 수프 조리 예제

식용 방법

뿌리를 포함한 전초 혹은 잎을 나물로 무쳐 먹는다.

민들레 수프의 맛

민들레 특유의 쌉싸름한 맛이 있다. 후추를 뿌린 뒤 섭취한다.

레시피 포인트

민들레는 섬유질이 질기므로 믹서로 분쇄할 때 1분 이상 분쇄해 준다. 쌉싸름한 맛을 중화하기 위해 전분 대신 감자나 당근을 사용한다.

민들레 수프 재료(2~3인분)	
민들레	80g
양배추 잎 1~3장	50g
양파 작은 것 1개	100g
감자 1/2개	100g
생강 1쪽	5g
물 또는 육수	1컵
버터 또는 카놀라유	1큰술
휘핑크림	1/2~1컵
소금	적량
후추	적량

민들레 죽 재료(2~3인분)	
민들레	80g
양배추 잎 1~3장	50g
양파 작은 것 1개	100g
청양고추	1개
마늘 2쪽	10g
밥 1공기	220g
물	1컵
소금	적량
후추	적량
참기름	적량

민들레 수프 레시피

맛 ★★★★☆
효능 ★★★

 1. 프라이팬에 버터를 녹인 뒤 생강(마늘)을 볶다가 양파, 양배추 순서대로 넣으면서 타지 않게 살짝 볶는다. (죽을 만들 때는 재료를 볶지 않는다.)

 2. 살짝 볶은 것에 물이나 육수를 넣고 재료가 완전히 익을 때까지 끓인다.

 3. 앞에서 데친 재료를 한꺼번에 넣고 믹서나 핸드그라인더로 분쇄한다. 깨끗이 세척한 민들레 잎도 믹서기로 1분 동안 분쇄한다.
(죽으로 조리할 때는 밥 1공기를 준비한다.)

 4. 갈아낸 재료 전부를 냄비에 넣은 뒤 끓여 준다. 휘핑크림을 넣어 원하는 농도로 만든 뒤, 소금으로 살짝 간을 해 준다. (죽으로 조리할 때는 휘핑크림 대신 밥과 참기름을 넣은 뒤 끓인다.)

 5. 수프가 걸죽하면 물을 보충하면서 농도를 조절한다. 끓여낸 수프를 그릇에 담아낸 후 파슬리 가루와 후추를 뿌린다.

콩나물 수프

깔끔하게 맛있는
콩나물 수프

콩과 한해살이풀 *Glycine max* 60cm

콩나물은 특별한 종자가 있는 것이 아니라 '대두'라고 불리는 노란색 콩 (일반적으로 말하는 된장용 콩)을 수경 재배하여 얻은 콩의 싹이다. 먼저 발아율을 높이기 위해 수확 후 6~8개월 이내의 대두 종자를 준비한다. 종자에서 부실한 종자들을 솎아낸 후 콩나물 재배 용기에 넣은 뒤 20도 내외의 미지근한 물을 충분히 붓고 빛을 차단하기 위해 검은 천이나 뚜껑을 덮는다. 그

콩나물

후 매 4~5시간마다 20도 내외의 물을 샤워기로 축축하게 뿌려 주면 일 주일 뒤 대두의 싹이 올라온다. 대략 손가락 두 마디 길이로 싹이 올라오면 수확한 후 식용한다. 만일 뚜껑을 닫지 않으면 파란색 콩나물이 수확되므로 반드시 뚜껑으로 빛을 차단해야 한다.

영어로 'Soybean' 이라고 불리는 대두의 원산지는 중국, 만주, 미국 등이다. 콩 품종 가운데 세계적으로 가장 많이 소비되는 대두는 콩기름, 두유, 된장, 간장, 두부, 대안 분유, 대안 육류, 콩 통조림, 발효주, 콩 가루의 재료이자 서양식 콩 요리의 주재료, 가축의 매우 중요한 사료이다.

콩나물의 효능

대 두 100g당 열 량 은 446kcal(콩나물은 훨씬 낮다), 탄수화물 30g(콩나물 21g), 당분 7g, 식이섬유 9.3g(콩나물 1g), 지방 20g(콩나물 1g), 오

콩나물 수프 조리 예제

메가 3, 오메가 −6, 단백질 36g(콩나물 4g), 트립토판, 이소류신, 라이신, 메티오닌, 아스파라긴산, 글루탐산, 비타민 A, B1, B2, B3, B5, B6, B9, B12, C, E, K, 칼슘, 구리, 철분, 마그네슘, 망간, 인, 칼륨, 아연이 함유되어 가히

영양의 보고라고 할 수 있다. 대두는 지방과 단백질 함량이 높지만 콩나물로 섭취하면 대두의 10% 수준으로 지방과 단백질 함량이 떨어진다. 그 외에 미네랄, 비타민 성분은 대두에 비해 50% 정도 줄어든다.

대두는 유방암과 심장병 예방에 효능이 있고 콩나물은 숙취 해소, 감기, 피로 회복에 효능이 있다.

콩나물 수프 조리 예제

식용 방법

콩나물은 콩나물 국, 콩나물 무침으로 먹을 뿐 아니라 생선 찌개의 중요 재료이다. 콩나물의 숙취 해소 성분인 아스파라긴산으로 숙취 해소 음료를 만든다.

콩나물 수프의 맛

콩나물 특유의 상큼한 향미와 아삭한 맛, 개운하고 맛깔스럽다. 매우 맛있는 수프 중 하나이다. 후추를 뿌려서 먹으면 더 맛나다.

레시피 포인트

콩나물은 섬유질이 질기므로 믹서로 잘 분쇄되지 않는다. 믹서로 분쇄할 때 1분 이상 분쇄해 준다. 상큼한 맛을 내기 위해 감자 대신 전분을 사용한다. 생강의 강한 향미는 콩나물의 상큼함을 제어하므로 생강 대신 마늘을 사용한다.

콩나물 수프 재료(2~3인분)	
콩나물	100g
양배추 잎 1~3장	50g
양파 작은 것 1개	100g
청양고추	1개
마늘 2쪽	10g
물 또는 육수	1컵
전분	10~20g
버터 또는 카놀라유	2작은술
휘핑크림	1/2~1컵
소금	적량
후추	적량

콩나물 죽 재료(2~3인분)	
콩나물	100g
양배추 잎 1~3장	50g
양파 작은 것 1개	100g
청양고추	1개
마늘 2쪽	10g
밥 1공기	220g
물	1컵
소금	적량
후추	적량
참기름	적량

콩나물 수프 레시피

맛 ★★★★★
효능 ★★★☆

1. 프라이팬에 버터를 녹인 뒤 생강(마늘)을 볶다가 양파, 콩나물을 순서대로 넣으면서 타지 않게 살짝 볶는다. (죽을 만들 때는 재료를 볶지 않는다.)

2. 살짝 볶은 것에 물이나 육수를 넣고 재료가 완전히 익을 때까지 끓인다.

3. 앞에서 데친 재료를 한꺼번에 넣고 믹서나 핸드그라인더로 1분 이상 분쇄한다.
(죽으로 조리할 때는 밥 1공기를 준비한다.)

4. 갈아낸 재료 전부를 냄비에 넣은 뒤 끓여 준다. 물에 탄 전분과 휘핑크림을 넣으면서 원하는 농도로 만든 뒤, 소금으로 살짝 간을 한다. (죽으로 조리할 때는 전분과 휘핑크림 대신 밥과 참기름을 넣은 뒤 끓인다.)

5. 수프가 걸쭉하면 물을 보충하면서 농도를 조절한다. 끓여낸 수프를 그릇에 담아낸 후 파슬리 가루와 후추를 뿌린다.

소아감적, 이질에 좋은
호박 잎 수프

박과 한해살이풀 *Cucurbita moschata* 2m

아메리카 대륙이 원산지인 호박은 다양한 품종과 개량종이 있으나 국내에서 흔히 재배하는 품종은 동양계 호박이다. 국내에서 흔히 재배하는 '애호박' 또한 동양계 호박이지만 원산지는 아메리카 대륙이다. 이와 달리 '단호박'은 동양계 호박이 아닌 '서양종 호박'에 속하고 학명은 'Cucurbita maxima', 이 또한 원산지는 아메리카 대륙이다. 주키니 호박은 페포계 호

호박 잎

박에 해당하며 학명은 'Cucurbita pepo'이고 멕시코 북부 원산이다. 우리나라에 호박이 전래된 시기는 대략 임진왜란 전후로 추정되며, 그 이전에는 호박과 비슷한 박을 재배하였다. 인도 원산의 박은 삼국사기에 등장하는 것으로 보아 삼국 시대 이전에 우리나라에 전래된 것으로 보고 있다.

　호박의 잎은 어긋나기하고 잎자루가 길며 잎의 가장자리가 5개로 갈라지고 톱니가 있다. 꽃은 잎겨드랑이에서 1개씩 달리고 초여름부터 늦가을까지 개화를 한다. 줄기는 오각형이고 긴 털이 있으며 덩굴손이 있는 품종과 덩굴손이 없는 품종이 있다.

　호박 잎은 이들 호박들의 야들야들한 어린 잎을 말한다. 호박 잎의 수확시기는 봄~여름 사이이므로 필요할 때마다 어린 잎을 수확해서 식용한다. 시장에 출하되는 호박 잎은 일반적으로 애호박 잎이지만 다른 품종의 호박 잎도 어린 잎을 식용할 수 있다.

호박 잎의 효능

호박 잎은 소아감적과 이질에 효능이 있고 칼에 베인 상처를 아물게 한다.

식용 방법

전 세계에서 호박 잎을 먹는 나라는 우리나라, 중국, 케냐 일대이다. 우리 나라는 찜기에 호박 잎을 찐 뒤 된장으로 버무려 먹거나 쌈거리로 먹는다. 중국에서는 호박 잎을 야채로 먹거나 수프를 만들어 먹고, 케냐는 찐 호박 잎에 소금 간을 한 뒤 으깬 감자 요리에 섞어서 먹는다.

호박 잎 수프 조리 예제

호박 잎 수프의 맛

무던한 맛이다. 후추를 솔솔 뿌린 뒤 섭취한다. 향미를 보강하기 위해 샐러리 줄기 1~2개를 다져서 넣어도 된다.

레시피 포인트

호박 잎은 섬유질이 질기므로 믹서로 분쇄할 때 1분 이상 분쇄해 준다.

호박 잎 수프 재료(2~3인분)	
호박 잎	50g
양배추 잎 3~5장	100g
양파 작은 것 1개	100g
생강 1쪽	5g
물 또는 육수	1컵
전분	10~20g
버터 또는 카놀라유	2작은술
휘핑크림	1/2컵
소금	적량
후추	적량
샐러리 줄기 1~2개	옵션

호박 잎 죽 재료(2~3인분)	
호박 잎	50g
양배추 잎 1~3장	50g
양파 작은 것 1개	100g
청양고추	1개
마늘 2쪽	10g
밥 1공기	220g
물	1컵
소금	적량
후추	적량
참기름	적량

호박 잎 수프 레시피

맛 ★★★
효능 ★★★

1. 프라이팬에 버터를 녹인 뒤 생강(마늘)을 볶다가 양파, 양배추, 호박 잎을 순서대로 넣으면서 타지 않게 살짝 볶는다. (죽을 만들 때는 재료를 볶지 않는다.)

2. 살짝 볶은 것에 물이나 육수를 넣고 재료가 완전히 익을 때까지 끓인다.

3. 앞에서 데친 재료를 한꺼번에 넣고 믹서나 핸드그라인더로 1분 이상 분쇄한다.
   (죽으로 조리할 때는 밥 1공기를 준비한다.)

4. 갈아낸 재료 전부를 냄비에 넣은 뒤 끓여 준다. 물에 탄 전분과 휘핑크림을 넣으면서 원하는 농도로 만든 뒤, 소금으로 살짝 간을 한다. (죽으로 조리할 때는 휘핑크림 대신 밥과 참기름을 넣은 뒤 끓인다.)

5. 수프가 걸죽하면 물을 보충하면서 농도를 조절한다. 끓여낸 수프를 그릇에 담아낸 후 파슬리 가루와 후추를 뿌린다.

표고버섯 수프

동맥 경화, 항암, 노화 예방에 좋은
표고버섯 수프

솔밭버섯과 담자균류 *Lentinula edodes* 5~10cm

　솔밭버섯과의 표고버섯은 동아시아~동남아시아가 원산이고 정명은 '표고'이다. 주로 봄·가을에 밤나무, 참나무(떡갈나무), 단풍나무, 너도밤나무, 서어나무, 메밀잣밤나무, 뽕나무의 썩은 둥지에서 단독 또는 군생하여 발생한다. 표고버섯은 남송 시대의 문헌에 재배 기록이 남아 있는 것으로 보아 최소한 13세기 이전부터 재배한 것으로 추정되며 중국에서는 약용 버섯으로

표고버섯 재배

취급하였다. 이웃 일본은 18세기 말에 나온 문헌에 표고버섯 재배에 관한 내용이 실려 있다. 지금의 표고버섯은 세계적으로 인기를 얻어 전 세계에서 흔히 재배하는 식용 버섯이 되었다.

표고버섯의 대 길이는 5~10cm, 갓의 지름은 4~20cm이다. 갓은 탄력성이 있지만 단단하며 반구형으로 편평하게 자란다. 갓의 표면은 담갈색~흑갈색이며 때에 따라 표면이 갈라지면서 거북 등 모양으로 변한다. 갓의 밑면 주름살 모양은 빽빽하며 백색이고, 대에 끝붙형이거나 홈파진 형이고 얼룩이 잘 생긴다. 대는 원통형이고 턱받이가 있다.

표고 버섯의 효능

표고 버섯 100g당 열량은 34kcal, 탄수화물 6.8g, 당분 2.4g, 식이섬유

표고버섯

2.5g, 지방 0.5g, 단백질 2.2g, 비타민 B1, B2, B3, B5, B6, B9, C, D, 마그네슘, 망간, 인, 칼륨, 아연, 셀레늄이 함유되어 있는데 특히 비타민 B군이 하루 섭취량의 30%가 함유되어 있다.

표고버섯의 약성으로는 항암(위암), 항산화, 당뇨, 동맥 경화, 항균에 효능이 있다. 표고버섯에는 면역력을 증가시키는 성분이 있기 때문에 최근엔 결핵, AIDS 치료제로서의 연구도 진행중이다.

표고 버섯 수프 조리 예제

식용 방법

우리나라에서는 된장국은 물론 각종 찌게에 넣거나 볶음 요리에 넣어 먹는다. 외국에서는 각종 볶음 요리, 파스타 요리, 스튜에 넣어 먹는다.

표고버섯 수프의 맛

표고버섯 수프에는 표고버섯 특유의 향미가 있다. 후추를 뿌린 뒤 섭취한다. 샐러리 1~2개를 다져서 추가하면 향미가 좋아진다.

레시피 포인트

표고버섯은 과다 섭취할 경우 알레르기가 발생할 수 있으므로 소량을 넣

는 것이 좋다. 또한 표고버섯 역시 섬유질이 질기므로 믹서로 1분 이상 분쇄
해 준다. 분쇄한 표고버섯 알갱이는 충분히 익히지 않을 경우 딱딱하게 씹히
므로 충분히 익히는 것이 좋다.

표고버섯 수프 재료(2~3인분)	
표고버섯	50g
양배추 잎 1~3장	50g
양파 작은 것 1개	100g
감자 1/2개	100g
생강 1쪽	5g
물 또는 육수	1컵
버터 또는 카놀라유	2작은술
휘핑크림	1/2컵
소금	적량
후추	적량
샐러리 줄기 1~2개	옵션

표고버섯 죽 재료(2~3인분)	
표고버섯	50g
양배추 잎 3~5장	100g
양파 작은 것 1개	100g
청양고추	1개
마늘 2쪽	10g
밥 1공기	220g
물	1컵
소금	적량
후추	적량
참기름	적량

표고버섯 수프 레시피

맛 ★★★
효능 ★★★

 1. 프라이팬에 버터를 녹인 뒤 생강(마늘)을 볶다가 감자, 양파, 양배추, 표고버섯을 순서대로 넣으면서 타지 않게 살짝 볶는다. (죽을 만들 때는 재료를 볶지 않는다.)

 2. 살짝 볶은 것에 물이나 육수를 넣고 재료가 완전히 익을 때까지 끓인다.

 3. 앞에서 데친 재료를 한꺼번에 넣고 믹서나 핸드그라인더로 1분 이상 분쇄한다.
(죽으로 조리할 때는 밥 1공기를 준비한다.)

 4. 갈아낸 재료 전부를 냄비에 넣은 뒤 끓여 준다. 휘핑크림을 넣으면서 원하는 농도로 만든 뒤, 소금으로 살짝 간을 한다. (죽으로 조리할 때는 휘핑크림 대신 밥과 참기름을 넣은 뒤 끓인다.)

 5. 수프가 걸죽하면 물을 보충하면서 농도를 조절한다. 끓여낸 수프를 그릇에 담아낸 후 파슬리 가루와 후추를 뿌린다.

새송이버섯 수프

노화 예방, 혈액 순환에 좋은
새송이버섯(큰느타리버섯) 수프

느타리과 담자균류 *Pleurotus eryngii* 10cm

새송이버섯은 느타리버섯의 일종으로 정명은 '큰느타리' 이다. 자생지는 지중해 일원이고 유럽, 중동, 북아프리카, 러시아 일대로 귀화하였다. 국내의 경우 개량종을 재배한다.

느타리과 버섯 중에서 가장 큰 종인 새송이버섯은 높이 10cm 내외, 대 굵기는 3~5cm, 갓 지름은 3~6cm, 갓 색상은 황갈색이다. 대는 육질이 두텁

새송이버섯

고 튼튼하며 갓은 평평하다가 나중에 깔때기 모양이 된다. 시장에 출하되는 새송이버섯은 갓이 피기 전 수확한 버섯이다.

목재 부후균류인 새송이버섯은 주로 부패한 나무나 식물 뿌리에서 기생하므로 재배할 경우에도 톱밥 등으로 비슷한 환경을 만들어 재배한다.

새송이버섯

새송이버섯을 식용 목적으로 재배하는 국가는 우리나라와 일본, 이탈리아, 호주, 미국, 남아프리카 공화국이 있다.

새송이버섯의 효능

새송이버섯은 탄수화물, 단백질, 비타민, 미네랄, 식이섬유로 구성되어 있다. 새송이버섯에는 에르고티오네인(Ergothioneine)이라는 항산화 물질을 함유하고 있어서 노화 예방에 효능이 있다. 이 외에도 콜레스테롤을 제거하여 혈액 순환에 도움을 주는 성분뿐 아니라 인슐린 조절 성분, 빈혈 예방, 항균 성분이 함유되어 있다.

식용 방법

새송이버섯은 일반적으로 된장국에 넣거나 기름으로 볶아 먹는다. 삼겹살 같은 육류 요리에서 새송이버섯을 구워 먹는다. 고기를 재울 때 야채처럼 첨가할 수 있다. 또한 각종 찌개 요리에 채소 대용으로 넣을 수 있다.

이탈리아에서는 새송이버섯을 'Cardoncello'라고 부르며 각종 요리에서 사용한다.

새송이버섯 수프

새송이버섯 수프의 맛

특별한 향기가 없고 평범한 맛이다. 후추를 뿌린 뒤 먹으면 나름 먹을 만하다. 샐러리 줄기 1~2개를 다져서 넣으면 향미가 한층 보강된다.

레시피 포인트

새송이버섯은 섬유질이 질겨서 믹서로 잘 분쇄되지 않으므로 믹서로 분쇄할 때 1분 이상 분쇄해 준다.

새송이버섯 수프 재료(2~3인분)	
새송이버섯	80g
양배추 잎 1~3장	50g
양파 작은 것 1개	100g
감자 1/2개	100g
생강 1쪽	5g
물 또는 육수	1컵
버터 또는 카놀라유	2작은술
휘핑크림	1/2~1컵
소금	적량
후추	적량
샐러리 줄기 1~2개	옵션

새송이버섯 죽 재료(2~3인분)	
새송이버섯	80g
양배추 잎 1~3장	50g
양파 작은 것 1개	100g
청양고추	1개
마늘 2쪽	10g
밥 1공기	220g
물	1컵
소금	적량
후추	적량
참기름	적량

새송이버섯 수프 레시피

맛 ★★★
효능 ★★★★

1. 프라이팬에 버터를 녹인 뒤 생강(마늘)을 볶다가 양파, 양배추, 새송이버섯을 순서대로 넣어 타지 않게 살짝 볶는다. (죽을 만들 때는 재료를 볶지 않는다.)

2. 살짝 볶은 것에 물이나 육수를 넣고 재료가 완전히 익을 때까지 끓인다.

3. 앞에서 데친 재료를 한꺼번에 넣고 믹서나 핸드그라인더로 1분 이상 분쇄한다.
(죽으로 조리할 때는 밥 1공기를 준비한다.)

4. 갈아낸 재료 전부를 냄비에 넣은 뒤 끓여 준다. 휘핑크림을 넣어 원하는 농도로 만든 뒤, 소금으로 살짝 간을 해 준다. (죽으로 조리할 때는 휘핑크림 대신 밥과 참기름을 넣은 뒤 끓인다.)

5. 수프가 걸쭉하면 물을 보충하면서 농도를 조절한다. 끓여낸 수프를 그릇에 담아낸 후 파슬리 가루와 후추를 뿌린다.

게살 수프

노화 예방과 치매 예방에 좋은
중화풍 게살 수프

꽃게과 갑각류 *Portunus trituberculatus* 15cm

중화풍 게살 수프는 게살이나 크레미 또는 게맛살과 각종 야채, 그리고 전분과 소금으로 맛을 낸 중화 요리풍 수프이다. 만들기도 쉬울 뿐 아니라 준비하는 재료도 간편하므로 한 번쯤 별미 음식으로 만들어 볼 만하다. 여기서는 가격이 저렴한 게맛살을 이용해 수프를 만들었지만 게살 특유의 향미가 있어 별미 음식으로 부족함이 없다.

게살 수프 재료

꽃게는 동아시아 일대의 수심 20~30m 바다와 백사장에서 자생하는 게의 한 종류로 호주 일대에서 자생하는 'Portunus armatus'의 유사종이다.

꽃게의 등껍데기인 갑의 크기는 폭 15cm, 길이 7cm 내외이고 다리는 다섯 쌍, 총 10개이다. 이 중 앞다리 한 쌍은 '집게발'이라고 불리면서 집게 기능을 하기 때문에 크고 날카롭다. 나머지 뒷발 네 쌍은 걸을 때 사용하는 다리 기능을 한다. 꽃게는 영어로 ''Swimming crab'이라고 불리는데 다른 게에 비해 헤엄 실력이 탁월하기 때문이다.

울진과 영덕, 북태평양, 북대서양 일원에서 자생하는 대게(Chionoecetes opilio)는 게살 수프의 좋은 재료이다. 대게는 꽃게와 달리 수심 70~280m 바다 속에서 자생하지만 최고 2,187m 수심에서도 발견된 적이 있다. 맛은 꽃게에 비해 좋지만 아무래도 게살 수프에 넣기에는 양이 많다고 할 수 있다. 대게는 세계적으로 7종의 유사종이 있지만 모두 같은 대게로 취급한다.

게살 수프는 크레미나 게맛살을 넣어도 충분한 향이 나오지만 진짜 게살을 준비한 경우에는 미리 쪄서 게살만 넣는 것이 좋다.

꽃게의 효능
게살 수프 1컵의 열량은 55kcal, 단백질 10g이 함유되어 있다.

꽃게찜 100g당 열량은 130kcal, 탄수화물 5.5g, 지방 6g, 단백질 13g이 함유되어 있다.

꽃게는 공통적으로 칼륨, 칼슘, 타우린, 키토산, 오메가3지방산 등이 함유되어 있고 주 효능으로는 치매 예방, 숙취 해소, 당뇨병의 예방, 골다공증에 좋다.

식용 방법
꽃게 찜, 꽃게탕, 된장 찌개에 넣어 먹는다.

게살 수프의 맛
게맛살을 사용해도 게살 특유의 향미가 미각을 돋워 준다. 후추를 뿌리지 않아도 상당히 맛있다.

게살 수프 조리 예제

레시피 포인트

　다른 수프와 달리 믹서로 재료를 분쇄하지 않는다. 채소로는 브로콜리와 청경채 같은 십자화과 채소를 준비하였다. 브로콜리와 청경채는 풍미도 온화할 뿐 아니라 십자화과 식물들에 함유된 항암 및 노화 예방의 효능이 있다.

게살 수프 재료(2~3인분)	
게맛살	3줄
청경채	1포기
브로콜리	100g
팽이버섯	100g
양파 작은 것 1개	100g
마늘 3쪽	15g
물	2~3컵
달걀	1개
소금	적량
후추	적량

게살 죽 재료(2인분)	
게맛살	3줄
청경채	1포기
브로콜리	100g
팽이버섯	100g
양파 작은 것 1개	100g
마늘 3쪽	15g
밥 1공기	220g
물	2~3컵
달걀	1개
소금	적량
후추	적량
참기름	적량

게살 수프 레시피

맛 ★★★★★
효능 ★★★

 1. 브로콜리, 청경채, 팽이버섯, 양파를 깨끗이 세척한다. 브로콜리, 양파, 게맛살을 먹기 좋은 크기로 자르고 다진 마늘을 준비한다.

 2. 앞의 재료들을 전부 냄비에 넣은 뒤 물을 넣고 끓인다.

 3. 수프가 끓어오르면 전분을 물에 희석해 알맞은 농도가 되도록 넣어 준다. 알맞은 농도가 되면 계란을 풀어서 넣은 뒤 소금으로 간을 맞춘다.
(죽으로 조리하려면 밥 1공기를 믹서로 분쇄한 뒤 넣는다.)

 4. 수프가 걸쭉하면 물을 보충하면서 농도를 조절한다. 끓여낸 수프를 그릇에 담아낸 후 후추를 뿌린다.

열매 야채 수프

오이 수프

가슴이 답답할 때 시원한
오이 수프

박과 한해살이풀 *Cucumis sativus* 2m

　남아시아 원산의 오이는 기원전 1,000년부터 재배한 작물로 보이며 그리스 로마 시대에 지중해로 전래된 후 8세기 이전에 유럽으로, 16세기에는 미국으로 전래되었다. 오이가 우리나라에 전래된 것은 삼국 시대로 보이며 다른 작물과 마찬가지로 중국을 통해서였다. 오늘날의 오이는 전 세계에서 현지화되었고 흔히 먹는 작물이 되었다.

오이 꽃

　덩굴성 한해살이풀인 오이의 줄기는 전체에 거친 털과 능선이 있고 잎겨드랑이에 덩굴손이 있어 물체나 지주대를 감아 오른다.　만일 근처에 지주대가 없을 경우에는 줄기가 땅을 기다가 땅과 맞닿은 부분에서 뿌리를 내리므로 오이를 재배할 때는 지주대를 세워야 하는데 보통은 그물형 지주대가 좋다.
　오이의 잎은 어긋나기하고 길이 8~15cm, 잎의 가장자리는 얇게 갈라지고 긴 잎자루가 있다. 5~6월에 피는 꽃은 꽃부리가 5개로 갈라지고 작은 호박 꽃처럼 생겼다. 원주형의 열매는 녹색에서 황갈색으로 성숙하는 데 보통 녹색일 때 수확한 것을 오이라고 부르면서 식용한다.

오이의 효능
　오이 100g당 열량은 16kcal,

오이

탄수화물 3.6g, 당분 1.7g, 식이섬유 0.5g, 지방 0.10g, 단백질 0.65g, 비타민 B1, B2, B3, B5, B6, B9, C, K, 칼슘, 철분, 마그네슘, 망간, 인, 칼륨, 아연, 불소를 함유하고 있지만 영양소의 함유량은 다른 채소에 비해 상대적으로 매우 적은 편이다.

오이의 열매는 해독, 인후통, 충혈, 가슴이 답답한 증세에 효능이 있고 뿌리와 줄기는 임병 등에 효능이 있다.

식용 방법

서양에서의 오이 식용 방법은 매우 다양한데 보통은 다른 샐러드와 섞어 먹거나 피클 등으로 먹고 샌드위치, 육류 요리, 치킨 요리, 연어 요리, 곡물 요리에 곁들어 먹기도 하므로 거의 모든 요리에서 오이를 사용할 뿐 아니라 칵테일에도 사용한다.

오이 수프 조리 예제

우리나라는 오이 김치, 오이 무침, 오이 볶음 등으로 즐겨 먹는다.

오이 수프의 맛

오이 특유의 상큼한 맛이 맛깔스럽게 살아 있다. 후추를 뿌린 뒤 섭취하면 상당히 맛있다.

레시피 포인트

오이의 상큼한 맛을 살리기 위해 감자 대신 전분을 사용한다. 향미가 강한 생강이 오이의 상큼한 맛을 지저분하게 하기 때문에 생강 대신 마늘을 사용한다. 오이의 상큼한 맛을 살리려면 휘핑크림을 살짝 수프 향이 날 정도로 가급적 적은 분량을 넣는다.

오이 수프 재료(2~3인분)	
오이	1개
양배추 3~5장	100g
양파 작은 것 1개	100g
마늘 2쪽	10g
물	1~2컵
전분	10~20g
버터 또는 카놀라유	2작은술
휘핑크림	1/2컵
소금	적량
후추	적량

오이 죽 재료(2인분)	
오이	1개
양배추 3~5장	100g
양파 작은 것 1개	100g
마늘 3쪽	15g
밥 1공기	220g
물	1~2컵
소금	적량
후추	적량
참기름	적량

오이 수프 레시피

맛 ★★★★★
효능 ★★★

 1. 프라이팬에 버터를 녹인 뒤 마늘을 볶다가 양파, 양배추, 오이를 순서대로 넣으면서 타지 않게 살짝 볶는다. (죽을 만들 때는 재료를 볶지 않는다.)

 2. 살짝 볶은 것에 물을 넣고 재료가 완전히 익을 때 까지 끓인다.

 3. 앞에서 데친 재료를 한꺼번에 넣고 믹서나 핸드그 라인더로 1분 이상 분쇄한다.
(죽으로 조리하려면 밥 1공기를 준비한다.)

 4. 갈아낸 재료 전부를 냄비에 넣은 뒤 끓여 준다. 물 에 탄 전분과 휘핑크림을 넣으면서 원하는 농도로 만든 뒤, 소금으로 살짝 간을 한다. (죽으로 조리 할 때는 전분과 휘핑크림 대신 밥과 참기름을 넣 은 뒤 끓인다.)

 5. 수프가 걸쭉하면 물을 보충하면서 농도를 조절한 다. 끓여낸 수프를 그릇에 담아낸 후 파슬리 가루 와 후추를 뿌린다.

가지 수프

혈액 순환에 좋은
가지 수프

가지과 한해살이풀 *Solanum melongena* 0.5~1m

　　동남아시아~인도 원산의 가지는 선사 시대부터 인류가 재배를 해 온 식물로 추정된다. 가지가 문헌에 첫 등장한 것은 6세기경 중국의 《제민요술(齊民要術)》이었는데 이 책은 농업 기술서의 하나였다. 그 후 송나라의 문헌에 가지가 신라 때부터 번성하였다고 기술되기도 했는데 이를 보아 우리나라에는 6세기 전후 중국을 통해 가지가 전래된 것으로 추정된다.

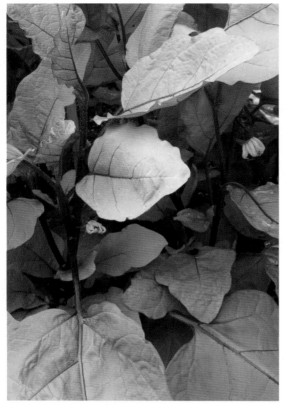
가지 꽃

한편 인도의 가지는 중세 시대에 아랍을 통해 지중해, 스페인, 이집트로 전래된 것으로 추정되는데 이를 증명하듯 아랍의 12세기 농업 책에는 가지의 재배법이 상세히 기술되고 있다.

영어로는 애그플랜트라고 불리는 가지는 우리나라의 경우 시골의 밭은 물론 도시의 화단에서도 흔히 재배하는 작물이다. 높이 1m 내외로 자라는 가지의 줄기에는 거친 털이 있다. 잎은 난상 타원형으로 어긋나기하며 긴 잎자루가 있다. 6~9월에 피는 꽃은 자주색이고 마디 사이에서 몇 송이씩 달린다. 꽃잎은 종 모양이고 수술은 5개, 꽃밥은 황색이므로 쉽게 구별할 수 있다. 가을에는 기다란 형태의 열매가 녹백색~흑색으로 성숙한다. 가지에서 먹는 부위는 가지의 열매를 말하며 열매를 제외한 다른 부위는 약간의 독성이 있을 수 있으므로 먹지 않는 것이 좋다.

가지의 효능

가지 100g당 열량은 24kcal, 지방 0.2g, 칼륨 230mg, 탄수화물 6g, 식이섬유 3g, 당류 3.5g, 단백질 1g, 비타민 A, B6, C, 칼슘, 철분, 마그네슘을 함유하고 있다.

가지의 열매는 혈액 순환, 종기, 류머티즘
및 각종 통증에 효능이 있다.
몇몇 나라에서는 당뇨병,
콜레라, 기관지염, 이뇨,
이질, 치통, 무력증, 피부
감염 등에 가지의 열매나
꽃·잎·뿌리를 약용한다.

가지

식용 방법

가지 요리는 세계적으로 다양한 요리법이 있다. 우리나라는 주로 찜으로
섭취하지만 이탈리아에서는 각종 파스타 요리에 가지를 사용한다. 한마디로
말해 가지는 그릴에 구워서 먹거나 튀길 수도 있고 찜으로 먹거나 국물 요
리, 볶음 요리, 생선 요리에도 사용한다. 인도에서는 카레 요리에 가지를 넣

고 이탈리아에서는 올리브유 절임,
프랑스에서는 야채 스튜 요리, 그리
스와 터키에서는 양고기 같은 육류
요리의 토핑으로 사용한다.

가지 수프 조리 예제

가지 수프의 맛

가지 향미가 있다.

레시피 포인트

가지 수프는 맛을 내는 것이 어려울뿐더러 양배추와 감자를 넣으면 조금
텁텁해진다. 맛을 내기 위해 물 대신 육수를 사용해 보자. 또한 가지의 껍데
기는 곱게 분쇄되지 않으므로 가지를 찐 뒤 속살을 수저로 긁어서 사용하는
것도 괜찮다는 생각이 든다.

가지 수프 재료(2~3인분)	
가지	1개
양파 큰 것 1개	150g
고추	1개
마늘 2쪽	10g
육수	3~4컵
치즈	1/2장
신선한 바질 다진 것	1큰술
신선한 타임 다진 것	2작은술
버터 또는 올리브유	2작은술
휘핑크림	1/2~1컵
소금	적량
후추	적량
샐러리 줄기 1줄	옵션

가지 죽 재료(2인분)	
가지	1/2개
양파 작은 것 1개	100g
고추	1개
마늘 2쪽	10g
밥 1공기	220g
육수	1~2컵
소금	적량
후추	적량
참기름	적량

가지 수프 레시피

맛 ★★★★
효능 ★★★

 1. 프라이팬에서 올리브유를 달군 뒤 마늘, 양파, 고추, 가지를 타지 않도록 살짝 볶는다. 가지를 별도로 찐 뒤 속살을 수저로 파내어 따로 준비해도 괜찮다. (죽을 만들 때는 재료를 볶지 않는다.)

 2. 살짝 볶은 것에 육수와 다진 바질, 다진 타임을 넣고 재료가 익을 때까지 끓인다.

 3. 앞에서 데친 재료들을 한번에 믹서에 넣고 분쇄한다. 가지의 속살을 따로 준비한 경우 함께 분쇄한다. (죽으로 조리하려면 밥 1공기를 준비한다.)

 4. 갈아낸 재료와 끓일 때 사용한 육수를 냄비에 넣은 뒤 끓여 준다. 휘핑크림을 넣으면서 원하는 농도로 만든 뒤, 소금으로 살짝 간을 한다.
(죽으로 조리할 때는 휘핑크림 대신 밥과 참기름을 넣은 뒤 끓인다.)

 5. 끓여낸 수프를 그릇에 담아낸 후 치즈를 올린다. 기호에 따라 후추를 뿌린다.

체력 보신에 좋은

밤 수프(밤 죽)

참나무과 낙엽활엽교목 *Castanea crenata Siebold* 15m

밤나무는 영어로 체스트넛(Chestnut), 한자로는 율자(栗子)라고 부른다. 밤나무는 세계적으로 똑같지만 각 지역마다 토종밤나무가 있어 크게 한국밤나무(일본밤나무), 중국밤나무, 유럽밤나무(스페인밤나무), 미국밤나무로 나눈다. 우리나라의 밤나무는 우리나라와 일본에서 자생하는 'Castanea crenata Siebold & Zucc.' 종으로서 식물학계에서는 흔히 한국밤나무(일본

겉껍질을 벗긴 밤의 속살

밤나무)라고 칭한다.

밤나무의 재배는 대략 기원전 2,000년부터 시작한 것으로 추정되지만 고대 그리스에서는 토양이 맞지 않아 극히 일부 지역에서 자라는 희귀 식물이었다. 특성상 산악 지방과 숲에 분포하는 밤나무는 남유럽·터키·남서아시아 일원에서 곡물을 재배할 수 없는 숲과 산악 지방에서 곡물을 대체하는 식량 자원이었다. 중세~르네상스를 거치면서 남유럽의 숲과 산골 사람들에게는 굶주림을 벗어나게 하는 중요한 식량 자원이었는데 실례로 이탈리아의 어느 산골 주민들은 1년에 6개월은 밤으로 연명하기도 했다. 지금의 밤나무 열매는 비싸서 서민의

밤나무

눈높이에 맞지 많지만 18~19세기 남유럽에서의 밤나무는 가난한 사람들의 식량이라는 평판이 생기면서 점점 회피하는 현상이 발생하기도 했다.

밤의 효능

껍질을 깐 생밤 100g당 열량은 200kcal, 탄수화물 44g, 당분 11 g, 지방 1.3g, 단백질 1.6g, 비타민 A, B1, B2, B3, B6, B9, B12, C, 칼슘, 철분, 마그네슘, 인, 칼륨, 아연, 수분 60g이다. 각 영양소가 골고루 함유되어 있으면서 탄수화물과 당분 함량이 높은 편이다. 생밤 100g에는 비타민 C가 하루 필요량의 약 45%가 함유되어 있지만 가열한 뒤에는 40% 소실된다.

밤은 한방에서 위와 비장을 보하고 체력을 보신하고 뼈를 튼튼히 할 뿐 아니라 혈액 순환, 지혈, 하리, 신체 쇠약, 비출혈, 혈변에 약용한다.

식용 방법

생밤은 날것으로 섭취할 수 있다. 보통은 삶거나 군밤으로 먹기도 하지만 설탕에 졸여 먹거나 볶음 요리에 몇 조각 넣을 수도 있다. 밤은 제과 · 제빵의 고명으로 사용할 수 있는데 특히 빵 종류에서 적합하다. 유럽에서는 밀가루 대용의 밤 가루로 케이크, 파이, 팬케이크를 만든다. 밤으로 만든 빵이나 팬케이크는 유럽의 산골 사람들이 기근기를 벗어나는 한 방법이었다. 또한 밤을 재료로 하는 퓨레를 만들어 설탕이나 각종 요리의 양념으로 사용하기도

밤 수프 조리 예제

하고 밤맛 아이스크림, 생크림과 조합한 디저트를 만들 수 있다.

밤 수프의 맛

밤 수프는 밤, 고구마, 단팥죽과 유사한 향미가 있고 단맛이 난다.

레시피 포인트

밤은 익히거나 찔 때 밤의 전분 성분이 점점 당분으로 전환되기 때문에 단맛이 강해지면서 휘핑크림과 잘 어우러지지 않는다. 사실 밤과 휘핑크림의 조합은 한국인 입맛에는 잘 맞지 않을 수 있다. 물 대신 육수(닭 육수 등)를 사용하는 것이 좋으며 재료의 비율을 잘 조절해야 한다. 조리할 때는 서양식 향신료가 필요하지만 없을 경우 없는대로 조리한다. 조리 후반부에 설탕으로 단맛을 잘 조절한 뒤 그 후 소금으로 감칠맛과 단맛을 조절한다. 또한 매운맛을 내기 위해 고추 성분을 넣어도 된다.

밤 수프 재료(2~3인분)	
깐밤	200g
양파 작은 것 1개	100g
마늘 2쪽	10g
고추	1개
월계수 잎	1장
파슬리	적량
정향	1개
육수	3~4컵
휘핑크림	1/2컵
설탕	적량
소금	적량
후추	적량
샐러리 줄기 1줄	옵션

밤 수프 레시피

맛 ★★☆
효능 ★★★

 1. 먼저 밤을 팬에 얇게 깔고 물을 부어 삶는다.

 2. 삶은 밤, 양파, 고추, 마늘, 육수, 향신료 팩(파슬리, 월계수 잎, 정향)을 넣고 중불에 40분간 서서히 끓인다.

 3. 앞의 재료에서 향신료를 꺼낸 뒤 나머지 재료들을 한꺼번에 넣고 믹서나 핸드그라인더로 분쇄한다.

 4. 갈아낸 재료 전부를 냄비에 넣은 뒤 끓인다. 휘핑크림을 조금씩 넣으면서 원하는 농도로 만든 다음 설탕으로 간을 한 뒤 다시 소금으로 간을 한다.

 5. 수프를 그릇에 담아낸 후 파슬리 가루와 후추를 뿌린다.

독소 해독, 여성에게 좋은
애호박 수프

박과 한해살이풀 *Cucurbita moschata* 2m

애호박은 동양계 호박인 'Cucurbita moschata' 품종의 하나로 기다란 모양의 호박이다. 가정에서 된장 찌개나 고등어 찌게, 호박 무침, 호박 볶음으로 즐겨 먹는 애호박은 여름에 나는 호박으로 특히 한식 요리에 잘 어울리기 때문에 주키니호박 같은 페포계 호박보다 인기가 많다. 우리나라에는 애호박의 개량 품종으로 '서울마디호박', '불암사철애호박' 등이 있다.

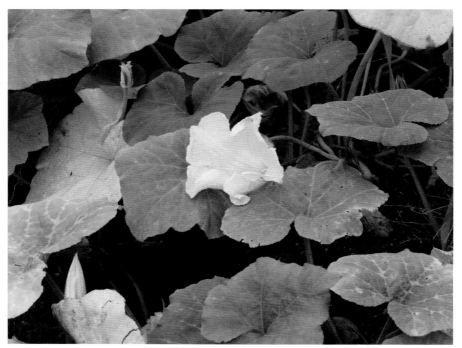
호박 꽃

애호박의 줄기는 단면이 오각형이고 긴 흰 털이 덮여 있다. 잎은 어긋나기 하고 잎자루가 길고 잎의 가장자리는 5개로 얕게 갈라지고 톱니가 있다. 꽃은 초여름부터 늦가을까지 번갈아 피고 노란색이다. 호박은 사실상 열매가 맺기 전까지는 어떤 품종인지 알수 없으므로 가정이나 텃밭에서 재배하려면 반드시 애호박 종자로 재배해야 한다.

애호박의 효능

애호박 같은 호박의 영양 성분은 100g당 열량 16kcal, 탄수화물 3.4g, 당분 2.2g, 식이섬유 1.1g, 지방 0.2g, 단백질 1.2g, 비타민 A, B1, B2, B3, B5, B6, B9, C, K, 철분, 마그네슘, 망간, 인, 칼륨, 아연, 수분 95g이다.

애호박 열매는 종기, 지통, 해독, 살충, 보신에 효능이 있고 늑막염 등에도

사용한다. 뿌리는 임병, 황달, 이질, 젖이 나오지 않는 증세에 약용한다. 줄기
는 월경불순, 위장통에 약용하고 종자는 당뇨, 백일해, 회충약으로 사용한다.

식용 방법

애호박은 각종 국물 요리, 찌게 요리, 스튜에 야채로 넣을 수 있고 볶음으
로 식용할 수 있다. 또한 제과 · 제빵업에서 비스킷, 빵, 도넛, 치즈 케이크,

애호박

애호박에 휘핑크림을 섞는 모습

팬케이크, 파이의 재료가 되고 이탈리아의 라자냐 요리는 물론 각종 디저트,
푸딩의 재료로 사용할 수 있다. 또한 샐러드, 수프 요리로도 사용하는데 호박
수프는 추수 감사절 음식으로 유명하다.

애호박 수프의 맛

애호박 수프의 맛은 부드럽고 온화하다. 후추를 뿌린 뒤 섭취하면 먹을 만

하다.

레시피 포인트

부드러운 호박에는 감자가 제격이지만 여기서는 감자 대신 전분을 사용한다. 톡 쏘는 맛으로 포인트를 주기 위해 향미가 강한 생강을 사용했다. 휘핑크림은 살짝 수프 향이 날 정도로 적은 분량을 넣어 본다. 애호박은 분쇄하거나 깍두기 모양으로 썰어서 조리할 수 있다. 서양식으로 조리하려면 아래 재료에서 전분을 빼고 타임, 정향, 계피, 쿠민, 고추 등의 향신료에서 몇 가지를 넣어서 맛을 낸다.

애호박 수프 재료(2~3인분)	
애호박	1개
양배추 1~3장	50g
양파 작은 것 1개	100g
고추	1개
생강 1쪽	5g
물	1~2컵
전분	10~20g
버터 또는 카놀라유	2작은술
휘핑크림	1/2컵
소금	적량
후추	적량
샐러리 줄기 1줄	옵션

애호박 죽 재료(2인분)	
애호박	1개
양배추 1~3장	50g
양파 작은 것 1개	100g
마늘 3쪽	15g
밥 1공기	220g
물	1~2컵
소금	적량
후추	적량
참기름	적량

애호박 수프 레시피

맛 ★★★★
효능 ★★★

 1. 프라이팬에 버터를 녹인 뒤 생강(마늘)을 볶다가 양파, 양배추, 애호박을 순서대로 넣으면서 타지 않게 살짝 볶는다. (죽을 만들 때는 재료를 볶지 않는다.)

 2. 살짝 볶은 것에 물을 넣고 재료가 완전히 익을 때까지 끓인다.

 3. 앞에서 데친 재료를 한꺼번에 믹서나 핸드그라인더로 1분 이상 분쇄한다.
(죽으로 조리하려면 밥 1공기를 준비한다.)

 4. 갈아낸 재료 전부를 냄비에 넣은 뒤 끓인다. 물에 탄 전분과 휘핑크림을 넣으면서 원하는 농도로 만든 뒤, 소금으로 살짝 간을 한다. (죽으로 조리할 때는 전분과 휘핑크림 대신 밥과 참기름을 넣은 뒤 끓인다.)

 5. 수프가 걸죽하면 물을 보충하면서 농도를 조절한다. 끓여낸 수프를 그릇에 담아낸 후 파슬리 가루와 후추를 뿌린다.

파프리카 수프

새콤 맛있는
파프리카 수프

가지과 한해살이풀 *Capsicum annuum* 1.5m

피망은 중남미 원산인 고추의 변종이고 파프리카는 피망의 변종이므로 피
망이나 파프리카의 조상은 고추이다. 피망은 고추에 비해 약하지만 매운맛의
열매이고, 파프리카는 캡사이신 성분이 열성이기 때문에 매운 맛 대신 아삭
하고 상큼한 향미가 있다. 학계에서는 피망과 파프리카를 같은 종류로 취급
하면서 '단고추' 라고 부르지만 피망의 열매 색깔은 녹색이고 파프리카의 열

파프리카

매는 녹색, 빨간색, 노란색, 자주색 등의 다양한 색깔이 있다. 해외에서의 파프리카(Paprika)는 서양식 고춧가루를 의미하고 피망과 파프리카는 종 모양의 고추라는 뜻에서 'Bell pepper' 라고 부른다. 피망과 파프리카는 고추와 달리 매운 성분을 내는 캡사이신 성분이 적거나 없는데 파프리카에는 특히 캡사이신 성분이 없으므로 매운 맛이 나지 않는다.

파프리카는 고추와 마찬가지로 높이 1.5m 내외로 자라고 잎 모양은 고추 잎을 닮았다. 꽃은 여름에 피지만 국내 환경에서는 남쪽 지방과 비닐 하우스에서 재배하기 때문에 꽃이 피는 시기는 대중없다.

파프리카의 효능

파프리카(피망) 100g당 열량은 20kcal, 탄수화물 4.6g, 당분 2.4g, 식이섬유 1.8g, 지방 0.17g, 단백질 0.86g, 비타민 A, B1, B2, B3, B5, B6, B9, C,

E, K, 칼슘, 철분, 마그네슘, 망간, 인, 칼륨, 아연, 수분 94g인데 특히 비타민 A, C 함량이 높다.

파프리카 열매

파프리카는 열매 색깔에 따라 비타민 함량이 달라지는데 녹색 열매가 가장 영양 성분이 적고 맛은 빨간색 열매가 가장 많다.

파프리카는 치매, 항암, 심장병을 예방한다.

식용 방법

우리나라에서는 파프리카를 고추장에 찍어 먹는다. 각종 샐러드에 넣어도 맛있다. 파프리카를 비빔밥의 재료로 사용하면 별미 음식이 된다.

서양에서는 샐러드, 각종 요리를 장식하는 야채 볶음, 파스타 볶음, 쇠고기 볶음, 햄버거, 샌드위치, 감자 구이의 토핑 등으로 먹는다.

파프리카 수프의 맛

조금은 새콤하지만 전체적으로 맛깔스러운 맛의 수프이다. 후추를 뿌린 뒤 섭취하면 맛있다.

레시피 포인트

파프리카의 상큼한 맛을 살리기 위해 감자 대신 전분을 사용한다. 향미가 강한 생강이 싫다면 마늘을 사용한다. 휘핑크림은 살짝 수프 향이 날 정도로 가급적 적은 분량을 넣는다.

파프리카 생수프(차가운 수프)는 파프리카, 토마토, 아보카도, 쪽파, 정향,

다진 바질로 만든다.

파프리카 수프 재료(2~3인분)	
노랑 파프리카 반쪽	60g
빨강 파프리카 반쪽	60g
양배추 1~3장	50g
양파 작은 것 1개	100g
쪽파 1/2개	5g
마늘 1쪽	5g
건조시킨 마조람	옵션(1/2컵)
물	1~2컵
전분	10~20g
버터 또는 카놀라유	2작은술
휘핑크림	1/2컵
소금	적량
후추	적량

파프리카 죽 재료(2인분)	
노랑 파프리카 반쪽	60g
빨강 파프리카 반쪽	60g
토마토 소스	1/3컵
양파 작은 것 1개	100g
고추	1개
마늘 2쪽	10g
쇠고기	50g
밥 1공기	220g
물	1~2컵
소금	적량
후추	적량
참기름	적량

파프리카 수프 레시피

맛 ★★★★
효능 ★★★

 1. 프라이팬에 버터를 녹인 뒤 양파와 마늘을 볶다가 양배추, 파프리카 순서로 넣으면서 타지 않게 살짝 볶는다. (죽을 만들 때는 재료를 볶지 않는다.)

 2. 살짝 볶은 것에 물을 넣고, 마조람을 준비한 경우 함께 넣고, 재료가 완전히 익을 때까지 끓인다.

 3. 앞에서 데친 재료를 한꺼번에 넣고 믹서나 핸드그라인더로 1분 이상 분쇄한다.
(죽으로 조리하려면 밥 1공기를 준비한다.)

 4. 갈아낸 재료 전부를 냄비에 넣은 뒤 끓여 준다. 물에 탄 전분과 휘핑크림을 넣으면서 원하는 농도로 만든 뒤, 소금으로 살짝 간을 한다. (죽으로 조리할 때는 전분과 휘핑크림 대신 밥과 참기름을 넣은 뒤 끓인다.)

 5. 수프가 걸쭉하면 물을 보충하면서 농도를 조절한다. 끓여낸 수프를 그릇에 담아낸 후 파슬리 가루와 후추를 뿌린다.

옥수수 수프

당뇨 예방 및 눈에 좋은
옥수수 수프

벼과 한해살이풀 *Zea mays* 1~3m

멕시코 고지대 원산인 옥수수는 기원전 7,000년부터 재배한 것으로 추정
된다. 멕시코의 이 옥수수는 기원전 5,000년 전후 콜롬비아를 통해 중미로
전래되면서 페루에서 재배 흔적을 남겼고 서서히 고지대에서 저지대로 전파
되면서 약 2,000년 전에는 남미 저지대로 전래되었다.

스페인의 식민지 정복자들이 옥수수를 처음 본 것은 1492년 전후, 스페인

옥수수

정복자들과 함께 온 정착민들은 식량난이 발생할 때면 남미 원주민과 마찬
가지로 옥수수를 식용하였다. 후에 이 옥수수는 유럽의 스페인 본국으로 전
래되었고 스페인에서 이탈리아와 포르투갈로 전파되었다. 그 후 옥수수는
포르투갈을 통해 1500년 초 중국 명나라로 전래되었다. 옥수수가 우리나라
에 전래된 것은 1592년 임진왜란 때의 일이었다. 명나라에서 보낸 지원군이
가져온 온 군량미에는 우리나라 사람들이 처음 보는 작물이 있었는데 그것
은 옥수수였다. 명군에게 어디에서 나는 작물이냐고 묻자 강남(양자강 이남)

에서 나는 작물이라는 대답이 돌아왔다. 이 때문에 옥수수는 강남에서 온 작물이란 뜻에서 '강냉이' 라는 이름이 붙었다고 한다.

옥수수의 효능

옥수수 100g당 열량은 86kcal, 탄수화물 18g, 전분 5.7g, 당분 6.2g, 식이섬유 2g, 지방 1.3g, 단백질 3.3g, 트립토판, 쓰레오닌, 이소류신, 류신, 아스파라긴산, 글루탐산, 루테인, 비타민 A, B1, B2, B3, B5, B6, B9, C, 철분, 마그네슘, 망간, 인, 칼륨, 아연, 수분 76g으로 구성되어 있다.

옥수수의 주요 효능으로는 눈 건강, 고혈압, 당뇨 예방, 부종, 이뇨, 항암 등이 있다.

식용 방법

옥수수를 주식으로 사용하는 나라는 멕시코, 아프리카 등이 있고 미국과

영국은 옥수수로 만든 콘프레이크로 아침 식사를 해결한다. 옥수수 가루로 만든 빵은 별미이다. 각종 레스토랑 요리에서 옥수수는 감자와 함께 빼놓을 수 없는 식사 재료

옥수수 수프 조리 예제

이다. 식용유 제조업에서 옥수수는 매우 중요한 재료이다. 옥수수가 쌀이나 밀의 대체 작물이 되지 못하는 이유는 단백질을 비롯한 영양소의 함량이 평균적으로 낮기 때문인데 콩 요리를 곁들이면 단백질은 보충된다.

옥수수 알갱이

옥수수 수프의 맛

옥수수 수프의 맛은 미세하게 달달하고 온화하고 고소하다. 조리된 수프에 후추를 뿌린 후 섭취하면 은근히 맛있다.

레시피 포인트

찐 옥수수를 준비하거나 옥수수 통조림을 준비한다. 옥수수 알은 껍데기가 질기기 때문에 믹서에서 곱게 분쇄되지 않는다. 믹서나 글라인더로 갈 때 1분 이상 분쇄한다.

옥수수 수프 재료(2~3인분)	
옥수수 통조림	200g
양파 작은 것 1개	100g
마늘 1쪽	5g
육수	1컵
우유	1/2컵
전분	10~20g
버터 또는 카놀라유	1큰술
휘핑크림	1/2컵
소금	적량
후추	적량
샐러리 줄기 1줄	옵션

옥수수 죽 재료(2~3인분)	
옥수수 통조림	100g
양배추 잎 1~2장	50g
양파 작은 것 1개	100g
마늘 1~2쪽	5~10g
밥 1공기	220g
물	1컵
소금	적량
후추	적량
참기름	적량

옥수수 수프 레시피

맛 ★★★★
효능 ★★★

 1. 프라이팬에 버터를 녹인 뒤 양파와 마늘을 볶다가 옥수수를 넣고 타지 않게 살짝 볶는다. (죽을 만들 때는 재료를 볶지 않는다.)

 2. 살짝 볶은 것에 육수를 넣고 재료가 완전히 익을 때까지 끓인다.

 3. 앞에서 데친 재료를 한꺼번에 넣고 믹서나 핸드그라인더로 1분 이상 분쇄한다.
(죽으로 조리하려면 밥 1공기를 준비한다.)

 4. 갈아낸 재료 전부를 냄비에 넣은 뒤 끓여 준다. 우유, 물에 탄 전분, 휘핑크림을 넣으면서 원하는 농도로 만든 뒤, 소금으로 살짝 간을 한다. (죽으로 조리할 때는 전분과 휘핑크림 대신 밥과 참기름을 넣은 뒤 끓인다.)

 5. 수프가 걸쭉하면 물을 보충하면서 농도를 조절한다. 끓여낸 수프를 그릇에 담아낸 후 파슬리 가루와 후추를 뿌린다.

뿌리 야채 수프

칼륨과 황산화에 좋은
콜라비(순무양배추) 수프

십자화과 두해살이풀 *Brassica oleracea Gongylodes* 0.6m

콜라비(독일 순무, 순무양배추)는 전초를 식용할 수 있는데 주로 알뿌리를 식용할 목적으로 재배하는 뿌리 채소의 하나이다. 잎과 어린 줄기 역시 식용할 수 있지만 양배추, 케일, 브로콜리에 비해 맛이 떨어지기 때문에 뿌리만 식용한다.

콜라비의 원줄기는 높이 60cm 내외로 자라고 뿌리의 크기는 5~10cm이

다. 뿌리에서 올라온 잎은 케일 잎과 비슷하고 긴 잎자루가 있다. 뿌리의 색상은 녹색과 보라색 품종이 있으며 뿌리 속은 순무와 같은 백색이고 무에 비해서는 상당히 단단한 편이다. 국내에서는 보라색 콜라비가 대형 마트를 통해 유통중이다.

콜라비의 유래에 대해서는 이견이 분분하지만 식물학자들은 순무와 양배추 사이에서 발생한 교잡종의 하나로 보고 있다.

콜라비

콜라비의 효능

싱싱한 콜라비 뿌리 100g에는 탄수화물 6.2g, 당분 2.6g, 식이섬유 3.6g, 지방 0.1g, 단백질 1.7g, 비타민 A, B1, B2, B3, B5, B6, B9, C, E, K, 칼슘 24m, 철 0.4mg, 마그네슘 19mg, 망간 0.1mg, 인 46mg, 칼륨 350mg, 셀레늄 0.7㎍, 수분 91g이 함유되어 있는데 특히 비타민 C가 많이 함유되어 있다. 십자화과 식물이므로 항암, 노화 예방에 효능이 있다.

콜라비 수프 조리

식용 방법

콜라비는 유럽에서 채소로 즐겨 먹지만 특히 독일 사람들이 많이 먹는 음식이다. 아시아에서는 인도, 방글라데시, 베트남이 콜라비를 많이 먹는 나라이다. 이들 나라들은 콜라비를 깍두기처럼 썰어서 각종 국물 요리에 무를 넣듯 먹는다.

콜라비의 맛은 순무와 비슷하므로 순무 김치의 재료로 사용할 수 있다. 싱싱한 뿌리는 날것으로 껍질을 벗겨서 먹기도 하지만 무와 사과 중간에 해당하는 맛이므로 우리 입맛에는 맞지 않는다.

하지만 강화도 등지에서 재배하는 콜라비는 당도가 높아서 먹을 만하다. 다만 딱딱한 껍질과 속살 때문에 깎기가 사과처럼 손쉽지 않아서 인내심이 필요하다.

콜라비 수프의 맛

콜라비 수프의 맛은 순무와 비슷하고 약간은 무 향미가 나기 때문에 소금 간만 잘 하면 담백하고 개운한 맛이 나온다. 조리된 수프에 후추를 뿌리면 상당히 맛있다.

콜라비 수프 조리 예제

레시피 포인트

무 향미를 증가하려면 감자 대신 양배추를 사용하고 전분을 사용한다. 여기서는 팽이버섯을 넣어 보았다. 콜라비는 믹서기로 잘 분쇄되지 않으므로 1분 이상 분쇄한다.

콜라비 수프 재료(2~3인분)	
콜라비	100g
양배추 잎 1~2장	50g
양파 작은 것 1개	100g
팽이버섯	50g
고추	2개
생강 1쪽	5g
물	1컵
전분	10~20g
버터 또는 카놀라유	1큰술
휘핑크림	1/2~1컵
소금	적량
후추	적량
샐러리 줄기 1줄	옵션

콜라비 죽 재료(2인분)	
콜라비	100g
양배추 잎 1~2장	50g
양파 작은 것 1개	100g
고추	2개
마늘 2쪽	10g
밥 1공기	220g
물	1컵
소금	적량
후추	적량
참기름	적량

콜라비 수프 레시피

맛 ★★★★★
효능 ★★★

 1. 프라이팬에 버터를 녹인 뒤 양파와 생강(마늘)을 볶다가 콜라비, 양배추, 고추, 팽이버섯을 순서대로 넣으면서 타지 않게 살짝 볶는다. (죽을 조리할 때는 재료를 볶지 않는다.)

 2. 살짝 볶은 것에 물이나 육수를 넣고 재료가 완전히 익을 때까지 끓인다.

 3. 앞에서 데친 재료를 한꺼번에 넣고 믹서나 핸드그라인더로 1분 이상 분쇄한다.
(죽을 만들려면 밥 1공기를 별도로 준비한다.)

 4. 갈아낸 재료 전부를 냄비에 넣은 뒤 끓인다. 물에 탄 전분과 휘핑크림을 넣고, 소금으로 살짝 간을 해 준다.
(죽으로 조리할 때는 전분과 휘핑크림 대신 밥과 참기름을 넣고 끓인다.)

 5. 수프가 걸죽하면 물을 보충하면서 농도를 조절한다. 끓여낸 수프를 그릇에 담아낸 후 파슬리 가루와 후추를 뿌린다.

당근 수프

항산화, 항암에 좋은
당근 수프

산형과 한/두해살이풀 *Daucus carota sativus* 1m

독일~스위스에서 기원전 2,000년 것으로 추정되는 당근의 종자가 발견되었지만 유전 분자 연구 결과 야생 당근의 원산지는 지금의 이란인 페르시아 일대이다. 페르시아 일대에서 자생하던 야생 당근은 기원전 2,000년 이전 지중해와 중부 유럽으로 전파되었다.

당근이 최초로 기록된 문헌은 로마 군대의 그리스 의사가 AD 65년경 집필

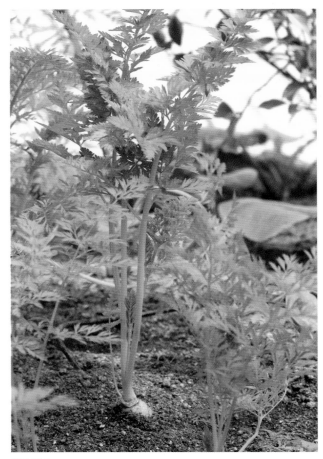
당근 전초

한 약초학 책이었는데 이 책에는 3종류의 당근 그림이 그려져 있었다. 이 약초학 책은 그로부터 1,500년 뒤인 16세기 르네쌍스 시대까지 그리스어는 물론 아랍어 등의 여러 언어로 번역되어 수많은 의사들과 점성술사들이 공부하는 중요한 약초 책이 되었다. 당근은 유럽 대륙 대부분에 전래된 것은 10세기경으로 추정되는데 이 때만 해도 당근의 색깔은 주황색이 아닌 붉은색, 보라색, 노란색 등이었다. 중국에서 당근이 출현한 것은 13~14세기경인데 아마도 실크로드를 통해 전래된 것으로 보인다. 지금의 주황색 당근이 최초로 발견된 것은 17세기 네덜란드였다. 어느 농부가 구입한 작물 더미에서 우연히 주황색 변종 당근이 발견된 것인데, 네덜란드의 식물학자들은 이를 자랑스럽게 여기면서 네덜란드 국기 색깔에 맞게 네덜란드 농부들이 개량했다고도 주장한다. 당근이 우리나라에 전래된 것은 대략 16세기 전후이다.

당근의 효능

당근 100g당 열량은 41kcal, 탄수화물 9.6g, 당분 4.7g, 식이섬유 2.8g, 지방 0.24g, 단백질 0.93g, 비타민 A, B1, B2, B3, B5, B6, B9, C, E, K, 칼슘, 철분, 마그네슘, 망간, 인, 칼륨, 아연, 불소, 수분 88g이다.

당근의 베타카로틴 성분은 항산화, 항암에 효능이 있고 당근의 루테인 성분은 시력 건강에 좋다.

식용 방법

싱싱한 당근은 날것으로 섭취할 수 있다. 당근은 수프, 스튜, 샐러드, 제빵에서 인기 있는 식재료이지만 당근을 별미로 먹는 방법 중에는 튀김이 가장 좋다. 당근의 유효 성분인 베타카로틴 흡수량을 높이려면 당근을 튀기거나 기름에 볶아서 섭취하는 것이 좋은데 이 중 튀겨서 섭취하는 것이 당근의 맛을 한층 높여 준다.

당근 수프 조리 예제

당근

당근 수프의 맛

당근 특유의 향미가 있다. 조리된 수프에 후추를 뿌린 뒤 섭취한다.

레시피 포인트

감자를 넣으면 씹는 맛이 뻑뻑해진다. 감자 대신 샐러리를 넣는다. 당근은 요리의 향미를 중화시키고 떨어뜨리는 경향이 높다. 물 대신 육수를 사용하면 맛내기가 된다. 전분을 넣으면 한국식 크림 수프 맛이 되고, 전분을 빼면 서양식 수프 맛이 된다. 휘핑크림 대신 우유를 넣어도 되지만 수프의 향미는 떨어진다.

당근 수프 재료(3~4인분)	
당근	1개
양파 작은 것 1개	100g
샐러리 줄기	1줄
마늘 2쪽	10g
치킨 육수	2컵
물	1컵
전분	10~20g
버터 또는 올리브유	1큰술
휘핑크림	1/2컵
소금	적량
후추	적량

당근 죽 재료(2인분)	
당근	1/2개
양파 작은 것 1개	100g
샐러리 줄기	1줄
고추	2개
마늘 2쪽	10g
밥 1공기	220g
치킨 육수	2컵
소금	적량
후추	적량
참기름	적량

당근 수프 레시피

맛 ★★★★
효능 ★★★★

 1. 프라이팬에 버터를 녹인 뒤 양파, 마늘, 샐러리를 볶다가 당근을 넣고 타지 않을 정도로만 볶는다. (죽을 조리할 때는 재료를 볶지 않는다.)

 2. 살짝 볶은 것에 육수와 물을 넣고 재료가 완전히 익을 때까지 끓인다.

 3. 앞에서 데친 재료들을 한꺼번에 믹서나 핸드그라인더로 분쇄한다. (죽을 만들려면 밥 1공기를 준비한다.)

 4. 갈아낸 재료 전부를 냄비에 넣은 뒤 끓인다. 물에 탄 전분과 휘핑크림을 넣되 크림 수프 맛이 싫으면 전분을 생략한다. 소금으로 살짝 간을 한다. (죽으로 조리할 때는 전분과 휘핑크림 대신 밥과 참기름을 넣고 끓인다.)

 5. 끓여낸 수프를 그릇에 담아낸 후 파슬리 가루와 후추를 뿌린다.

다이어트, 정신 안정에 좋은
연근 수프

연꽃과 여러해살이수생식물 *Nelumbo nucifera* 2m

연꽃은 인도, 동남아시아, 호주, 뉴기니 일대를 원산으로 하는 아시아연꽃
(Nelumbo nucifera) 품종과 북미와 카리브해를 원산으로 하는 미국연꽃
(Nelumbo lutea) 품종이 있다.

인류가 연꽃을 재배한 것은 약 3천 년 전으로 추정되는데 초기에는 씨앗을
식용할 목적 때문이었다.

꽃 중앙에 연방(연밥)이 있으면 연꽃, 연방이 없으면 수련이다.

연꽃과 문명에 관계된 문헌은 신대륙 이전의 역사 기록이 불분명한 북중미보다는 아시아 지역에 많이 남아 있다. 아시아 지역의 연꽃은 불교 및 힌두교와 밀접한 관계가 있을 뿐 아니라 동양 사상과도 관계가 있다.

근착 소식에 의하면 연거푸 발견되는 연꽃과 관련된 다양한 화석들(주로 연꽃 잎 화석들이다), 그리고 중국의 어느 호수에서 발견된 1,300년 된 연꽃 씨앗이 발아에 성공했다는 점에서 연꽃은 백악기(인간이 존재하지 않았던 1억4550만 년 전에 시작된 지질 시대 겸 후기 공룡 시대) 때부터 존재한 식물로 추정된다. 간단히 말해 우리가 흔히 보는 연꽃들은 1억4550만 년 전 백악기 공

연꽃의 뿌리인 연근

롱 시대부터 존재했던 식물이라고 한다.

연근의 효능

연꽃의 뿌리를 연근이라고 부른다. 연근 100g당 열량은 67kcal, 탄수화물 16g, 지방 0.07g, 단백질 2g, 식이섬유 2.3g, 비타민 B1, B2, B3, B5, B6, B9, C, E, 콜린, 칼슘, 인, 철분, 칼륨, 아연, 뮤신, 수분 81g이 함유되어 있다.

연근은 해독, 위장병, 감기, 심장병 예방에 효능이 있고 당뇨, 정신 불안, 비만, 저혈당, 항산화, 흡연에 의한 니코틴 해독에도 좋다. 연꽃의 잎은 혈뇨, 꽃은 설사 · 콜레라 · 해열, 종자는 심장을 튼튼하게 해 주고 면역력을 증가시킬 뿐 아니라 고혈압 · 당뇨 · 담석을 예방하는 성분이 있다.

연근 수프 조리 예제

식용 방법

연근은 엿과 간장으로 연근 조림을 만들거나 튀김, 볶음, 수프, 연근 차로 섭취할 수 있다.

연근 수프의 맛

연근의 주성분은 전분이다. 덜 익은 연근은 생감자와 비슷한 맛이다. 수프의 맛은 미세하게 무우 맛과 생감자 맛이 나지만 잘 익히면 단아하고 담백하다. 조리된 수프에 후추를 뿌리면 상당히 맛있다.

레시피 포인트

연근의 단아하고 담백한 맛을 살리기 위해 감자나 양배추 대신 팽이버섯을 넣는다. 연근이 익지 않을 경우 생감자 맛이 나므로 연근을 충분히 익혀야 한다.

연근 수프 재료(2~3인분)	
연근	10조각
팽이버섯	100g
양파 작은 것 1개	100g
마늘 2쪽	10g
물	1~2컵
전분	10~20g
버터 또는 카놀라유	2작은술
휘핑크림	1/2컵
소금	적량
후추	적량
샐러리 줄기 1줄	옵션

연근 죽 재료(2인분)	
연근	10조각
팽이버섯	100g
양파 작은 것 1개	100g
고추	2개
마늘 2쪽	10g
밥 1공기	220g
물	1컵
소금	적량
후추	적량
참기름	적량

연근 수프 레시피

맛 ★★★★★
효능 ★★★☆

1. 프라이팬에 버터를 녹인 뒤 양파와 마늘(생강)을 볶다가 연근, 팽이버섯을 순서대로 넣으면서 타지 않게 살짝 볶는다. (죽을 조리할 때는 재료를 볶지 않는다.)

2. 살짝 볶은 것에 물을 넣고 재료가 완전히 익을 때까지 끓인다.

3. 앞에서 데친 재료를 한꺼번에 넣고 믹서나 핸드그라인더로 1분 이상 분쇄한다.
(죽을 만들려면 밥 1공기를 별도로 준비한다.)

4. 갈아낸 재료 전부를 냄비에 넣은 뒤 끓인다. 물에 탄 전분과 휘핑크림을 넣고, 소금으로 살짝 간을 한다.
(죽으로 조리할 때는 전분과 휘핑크림 대신 밥과 참기름을 넣고 끓인다.)

5. 수프가 걸죽하면 물을 보충하면서 농도를 조절한다. 끓여낸 수프를 그릇에 담아낸 후 파슬리 가루와 후추를 뿌린다.

순환계에 좋은
달래 수프

백합과 여러해살이풀 *Allium monanthum* 20~30cm

우리나라와 중국, 일본, 러시아에서 자생하는 달래는 15세기경 《한약 구급
방》이라는 책에서 처음 언급된 백합과의 여러해살이풀이다.

우리나라의 산과 들에서 자생하는 달래의 비늘줄기(알 모양 뿌리)는 넓은
난형이고 아래쪽에는 수염뿌리가 달려 있다. 잎은 1~2개씩 달리고 길이
10~30cm, 기다란 선형이다.

달래밭

채취한 달래

　이른 봄인 4월에 피는 달래의 꽃은 잎 사이에서 짧은 꽃대가 올라온 뒤에 1~2개씩 달리는데 꽃의 색상은 붉은빛이 도는 백색이고 꽃잎은 6개, 암술머

달래 수프 조리 예제

리는 3개로 갈라진다.

우리나라에는 달래 외에 산에서 자라는 '산달래'가 있는데 맛은 달래와 비슷하다.

전설에 따르면 중국의 명의 '화타'가 급성 소화 불량으로 죽어 가는 사람을 주변 풀밭에서 구한 약초로 구조했는데 이 때 화타가 사용한 약초가 달래라고 한다.

달래의 효능

달래 100g당 열량은 27kcal, 탄수화물 7g, 단백질 3.3g, 식이섬유 1.3g, 비타민 A, B1, B2, B6, B9, C, E, 아연, 인, 지질, 철분, 칼륨, 칼슘, 회분을 함유하고 있다.

양파류 식물이기 때문에 황화합물을 함유, 혈중 콜레스테롤 수치를 낮추고 소화, 강장, 순환, 가슴 통증, 불면증에 효능이 있고 기를 보한다.

식용 방법

된장국, 부침, 찌게, 볶음, 샐러드로 섭취한다.

달래 수프의 맛

달래 수프의 맛은 상큼하고 부드럽고 온화하다. 후추를 뿌린 뒤 섭취한다.

레시피 포인트

달래 고유의 맛을 즐기려면 양배추를, 더 상큼한 맛을 즐기려면 양배추 대신 감자를 사용한다. 달래는 믹서로 잘 분쇄되지 않으므로 1분 이상 분쇄한다.

달래 수프 재료(2~3인분)	
달래	1묶음
양배추 잎 3~5장	100g
양파 작은 것 1개	100g
고추	1개
생강 1쪽	5g
물	1컵
전분	10~20g
버터 또는 카놀라유	2작은술
휘핑크림	1/2컵
소금	적량
후추	적량
샐러리 줄기 1줄	옵션

달래 죽 재료(2인분)	
달래	1묶음
양배추 1~3장	50g
양파 작은 것 1개	100g
고추	2개
마늘 2쪽	10g
밥 1공기	220g
물	1컵
소금	적량
후추	적량
참기름	적량

달래 수프 레시피

맛 ★★★★
효능 ★★★

 1. 프라이팬에 버터를 녹인 뒤 양파와 생강(마늘)을 볶다가 양배추, 달래 순서로 넣으면서 타지 않게 살짝 볶는다. (죽을 조리할 때는 재료를 볶지 않는다.)

 2. 살짝 볶은 것에 물을 넣고 재료가 완전히 익을 때까지 끓인다.

 3. 앞에서 데친 재료를 한꺼번에 넣고 믹서나 핸드그라인더로 1분 이상 분쇄한다.
(죽을 만들려면 밥 1공기를 별도로 준비한다.)

 4. 갈아낸 재료 전부를 냄비에 넣은 뒤 끓인다. 물에 탄 전분과 휘핑크림을 넣고, 소금으로 살짝 간을 해 준다.
(죽으로 조리할 때는 전분과 휘핑크림 대신 밥과 참기름을 넣고 끓인다.)

 5. 수프가 걸쭉하면 물을 보충하면서 농도를 조절한다. 끓여낸 수프를 그릇에 담아낸 후 파슬리 가루와 후추를 뿌린다.

감자 수프

기를 보하고 소염에 좋은
감자 수프

가지과 여러해살이풀 *Solanum tuberosum* 50cm

페루의 안데스 산맥이 원산인 감자는 16세기에 스페인 사람에 의해 유럽에 전래된 뒤 지금은 전 세계에서 네 번째로 많이 재배하는 식량 자원이 되었다. 포테이토(Potato)는 스페인어 'Patata'에서 유래된 말로 Patata는 감자와 고구마를 둘 다 호칭하는 말이었지만 훗날에는 지금처럼 감자와 고구마를 다른 이름으로 부르게 되었다.

감자 밭

　페루의 유적지를 조사한 결과에 의하면 감자는 기원전 8,000년부터 안데스 산맥의 원주민들이 재배한 것으로 보이며, 이를 증명하듯 2,500년 된 감자 유적이 발견되기도 했다. 유럽에 전래된 감자는 18세기경 유럽의 산업 혁명, 계몽주의, 인구 폭발, 산업화로 식량이 부족했던 유럽인의 식탁 자리를 급속도로 차지하였다. 유럽 곳곳에서 감자 재배 붐이 일어난 것도 이 무렵이었다. 감자가 극동의 중국에 전해진 것은 18세기 말로 추정된다. 우리나라에 전래된 것은 19세기경 청나라, 그리고 우리나라에 파견된 선교사들에 의해서였다. 우리나라가 감자를 본격적으로 재배한 것은 1930년 전후이고 구황 작물이 필요했던 강원도의 화전민을 통해 대량 재배가 시작되었다.

감자의 효능

　감자 날것 100g당 열량은 77kcal, 탄수화물 17g, 녹말 15g, 당분 0.8g, 식이섬유 2.1g, 지방 0.1g, 단백질 2g, 비타민 B1, B2, B3, B5, B6, B9, C, K,

철분, 마그네슘, 망간, 인, 칼륨, 아연, 수분 79g이다. 탄수화물 함유량이 많으므로 식사 대체가 가능하지만 단백질 함량이 부족하므로 콩과 함께 섭취하는 것이 좋다.

감자는 비장과 기를 보하고 소염에 효능이 있고 다이어트 음식으로 좋다. 감자는 비타민 B6과 비타민 C의 함량이 높지만 감자를 구울 경우 감소한다. 감자는 당뇨에 좋지 않으므로 당뇨 환자는 섭취를 피한다.

식용 방법

우리나라에서는 감자 된장국, 감자 볶음, 찐 감자로 먹거나 패스트푸드점의 포테이토칩으로 즐겨 먹는다. 영국의 '피쉬앤칩스'에서 칩스는 감자 프라이드를 말한다. 서양식 식사에서 감자는 으깬 스타일로 섭취하거나 각종 토핑을 올린 구운 감자로 먹는다. 감자는 각종 육류, 생선 요리에서 밥을 대신해 올라간다. 또한 각종 수프, 스튜 요리에 넣어 먹는다.

감자 수프 조리 예제

감자

감자 수프의 맛

감자 수프의 맛은 은은하게 감자 맛이 난다. 재료의 배합을 잘못하면 감자 맛이 강해지므로 재료의 배합을 잘 해야 한다. 후추를 뿌린 뒤 섭취한다.

레시피 포인트

감자는 간간한 맛을 중화시키므로 간이 잘 베이도록 물 대신 육수나 버섯 육수, 해산물 육수를 사용한다. 준비한 감자의 절반은 분쇄하고 절반은 깍두기 모양으로 썰어서 조리해도 무방하다

감자 수프 재료(3~4인분)	
감자 1개	200g
양배추 잎 1~3장	50g
양파 작은 것 1개	100g
샐러리 줄기	1줄
생강 1쪽	5g
육수	2컵
버터 또는 카놀라유	1큰술
휘핑크림	1컵
소금	적량
후추	적량
베이컨 100g	옵션
샐러리 줄기 1줄	옵션

감자 죽 재료(2인분)	
감자 1/2개	100g
양배추 잎 1~3장	50g
양파 작은 것 1개	100g
고추	2개
마늘 2쪽	10g
밥 1공기	220g
물	1컵
소금	적량
후추	적량
참기름	적량

감자 수프 레시피

맛 ★★★☆
효능 ★★★

1. 프라이팬에 버터를 녹인 뒤 양파, 생강(마늘), 다진 샐러리를 볶다가 감자, 양배추를 순서대로 넣으면서 타지 않게 살짝 볶는다. (죽을 조리할 때는 재료를 볶지 않는다.)

2. 살짝 볶은 것에 육수를 넣고 재료가 완전히 익을 때까지 끓인다.

3. 앞에서 데친 재료를 한꺼번에 넣고 믹서나 핸드그라인더로 분쇄한다.
   (죽을 만들려면 밥 1공기를 별도로 준비한다.)

4. 갈아낸 재료 전부를 냄비에 넣은 뒤 끓인다. 베이컨(옵션)을 따로 볶은 뒤 잘게 썰어서 넣는다. 휘핑크림을 넣고, 소금으로 살짝 간을 해 준다.
   (죽으로 조리할 때는 전분과 휘핑크림 대신 밥과 참기름을 넣고 끓인다.)

5. 수프가 걸죽하면 물을 보충하면서 농도를 조절한다. 끓여낸 수프를 그릇에 담아낸 후 파슬리 가루와 후추를 뿌린다.

고구마 수프

신체 허약, 변비에 좋은
고구마 수프

메꽃과 한해살이풀 *Ipomoea batatas* 0.5~1m

메꽃과의 고구마는 감자와 마찬가지로 남미 원산이다.

1492년에 콜럼버스 탐험대가 고구마를 처음 접한 후 스페인 사람들은 'Patata' 라는 이름을 붙이면서 훗날 안데스 산맥에서 발견될 감자와 같은 이름을 사용하였다. 훗날 신대륙 탐험가들은 고구마와 감자가 엄연히 다른 종임을 알게 되었지만 초기의 혼란은 계속되어 감자는 영어로 'Potato', 고

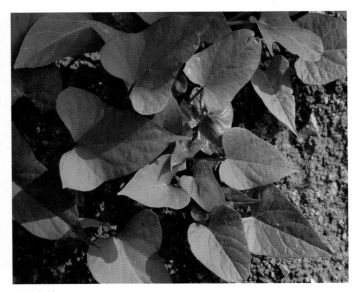
고구마 잎

구마는 단맛의 감자라고 하여 'Sweet Potato'라는 이름이 정착되었다. 현재의 고구마는 'Sweet Potato'와 'Yam'이라는 두 가지 이름으로 불리다가 'Yam'은 '참마'를 지칭하는 단어로 고정되었다.

고구마의 최초 재배 기록은 정확하지 않지만 대략 5,000년 전에 시작된 것으로 추정된다. 고구마는 폴리네시아 군도에서도 야생 상태로 발견되었는데 이 때문에 혹자는 태평양 바다를 타고 남미의 고구마 종자가 퍼졌다고도 주장한다. 고구마가 아시아에 처음 도입된 것은 스페인의 식민지였던 필리핀이었다. 필리핀의 고구마는 1594년 중국으로 전래되었고, 1600년 초에는 오키나와로, 1764년에는 통신사로 일본을 다녀온 '조엄'이 대마도의 고구마 종자를 가져오면서 우리나라에 전래되었다.

고구마

당시 '조엄'은 고구마의 재배와 저장법까지 알아온 뒤 자신의 책 《해사일기》에 상세히 기술하였다.

고구마의 효능

생 고구마 100g당 열량은 86kcal, 탄수화물 20g, 전분 12g, 당분 4.2g, 식이섬유 3g, 지방 0.1g, 단백질 1.6g, 비타민 A, B1, B2, B3, B5, B6, B9, C, E, 칼슘, 철분, 마그네슘, 망간, 인, 칼륨, 아연 등인데 비타민 A 함량은 당근에 비슷할 정도로 함량이 높지만 삶을 경우 10%대로 줄어든다.

고구마의 효능은 혈액을 보하고 신체 허약, 무기력, 피로, 변비에 좋다.

식용 방법

고구마는 아프리카의 몇몇 나라에서 주식으로 사용한다. 우리나라에서는 군고구마로 먹거나 맥주 안주로 생고구마를 먹는다. 어린 잎은 나물로 무쳐

먹을 수 있다. 고구마 수프는 겨울에 먹는 수프로 유명하고, 인도권은 고구마를 카레에 넣어 먹는다. 제과 · 제빵, 아이스트림, 디저트에도 사용한다.

고구마 수프 조리 예제

고구마 수프의 맛

고구마 수프의 맛은 부드러운 고구마 질감에 약간 달콤하면서도 맛있다.

조리된 수프에 후추를 뿌리면 상당히 맛있다.

레시피 포인트

중국, 홍콩에서 겨울에 먹는 수프로 유명한 고구마 수프는 고구마와 생강, 설탕만으로도 조리할 수 있다. 전분, 버터(카놀라유), 휘핑크림을 생략해도 되지만 넣을 경우 크림 수프 향미와 고구마 수프 향미가 혼합되어 맛있다. 필요할 경우 양파를 추가한다.

고구마 수프 재료(2~3인분)	
고구마 1개	160g
양파 작은 것 1개	100g
생강 1쪽	5g
물	1~2컵
전분	10~20g
버터 또는 카놀라유	1큰술
휘핑크림	1/2컵
설탕	적량
소금	적량
후추	적량

고구마 죽 재료(2인분)	
고구마 1개	160g
양파 작은 것 1개	100g
고추	2개
마늘 2쪽	10g
밥 1공기	220g
물	1컵
소금	적량
후추	적량
참기름	적량

고구마 수프 레시피

맛 ★★★★★
효능 ★★★

 1. 프라이팬에 버터를 녹인 뒤 양파, 생강(마늘), 고구마를 타지 않게 살짝 볶는다. (죽을 조리할 때는 재료를 볶지 않는다.)

 2. 살짝 볶은 것에 물을 넣고 재료가 완전히 익을 때까지 끓인다.

 3. 앞에서 데친 재료를 한꺼번에 넣고 믹서나 핸드그라인더로 30초 이상 분쇄한다.
(죽을 만들려면 밥 1공기를 별도로 준비한다.)

 4. 갈아낸 재료 전부를 냄비에 넣은 뒤 끓인다. 물에 탄 전분과 휘핑크림을 넣고, 소금으로 살짝 간을 한다.
(죽으로 조리할 때는 전분과 휘핑크림 대신 밥과 참기름을 넣고 끓인다.)

 5. 수프가 걸쭉하면 물을 보충하면서 농도를 조절한다. 끓여낸 수프를 그릇에 담아낸 후 파슬리 가루와 후추를 뿌린다.

우엉 뿌리 수프

부종, 다이어트, 변비에 좋은
우엉 뿌리 수프

국화과 두해살이풀 *Arctium lappa* 1~3m

유라시아 원산인 우엉은 높이 1~3m로 자라는 국화과의 두해살이풀이다.
우리나라에서는 이 식물의 뿌리를 우엉이라고 부르며 김밥 등에 넣어 먹는
다. 한때는 중국 원산이라고 알려져 있지만 유럽과 아시아의 온대 지역마다
우엉이 자생하는 것으로 확인되어 지금은 유라시아 온대 지역을 우엉의 자생
지라고 하는데 우리나라의 경우엔 귀화 식물로 추정하고 있다.

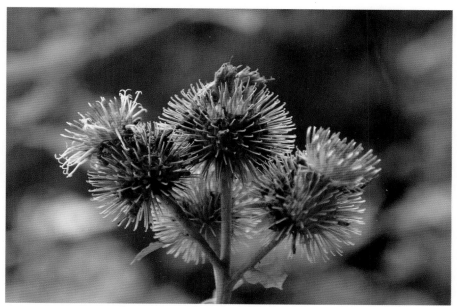

우엉 꽃

우엉은 3월 말~4월 중순 사이에서 뿌리에서 잎이 올라온 뒤 부채처럼 자란다. 늦봄이면 우엉의 줄기가 대나무 자라듯 쑥쑥 자라서 7월경에는 높이 2m까지 자란다. 이 무렵 개화하는 우엉의 꽃은 머리모양화서에서 자잘한 꽃들이 도깨비 구슬처럼 모여달리는데 흡사 엉겅퀴 꽃과 비슷하다. 우엉의 열매는 가을에 성숙하는데 쥐방울만한 열매에는 날카로운 뿔이 촘촘히 나 있어 도깨비 방울처럼 보인다. 우엉의 열매는 우방자라고 하며 약용하고 뿌리는 우엉 반찬을 만들어 먹는다.

우엉 뿌리

우엉의 효능

생 우엉 뿌리의 100g당 열량은 72kcal, 탄수화물 17g, 당분 2.9g, 식이섬유 3.3g, 지방 0.15g, 단백질 1.5g, 비타민 B1, B2, B3, B5, B6, B9, C, E, K, 칼슘, 철분, 마그네슘, 망간, 인, 칼륨, 아연, 폴리페놀 등이 함유되어 있는데 비타민 함량은 무시해도 될 정도로 소량 함유되어 있다.

우엉 뿌리의 효능은 이뇨 , 발한, 혈액 정화 효능이 있고 항암 대체 요법으

우엉 수프 조리 예제

로 우엉차를 우려 마신다. 우엉의 종자는 감기에 효능이 있다.

식용 방법

우엉 뿌리는 김밥 속재료나 볶음, 절임, 튀김, 우엉 차로 섭취할 수 있다. 잘게 찢어서 돼지 고기 요리와 된장국에 야채처럼 넣을 수 있다. 서구권에서는 이탈리아, 브라질 등이 우엉 뿌리를 식용하는 나라들이고, 영국에서는 우엉과 민들레 성분으로 차를 제조한다. 다이어트 붐으로 우엉을 먹는 나라는 점점 많아지고 있다.

우엉 수프의 맛

우엉 수프의 맛은 담백하고 미세하게 달달하다. 조리된 수프에 후추를 뿌

린 후 섭취하면 맛있다.

레시피 포인트

우엉은 육질이 두터우므로 곱게 분쇄되지 않고 두꺼운 실처럼 분쇄된다.
믹서로 분쇄할 때 1분 이상 분쇄한다. 우엉 반찬을 맛있게 만드는 방법으로는
삶은 우엉을 믹서로 잠깐 가는 방법이 있다.

우엉 수프 재료(2~3인분)	
가는 우엉 뿌리 1줄	100g
양배추 잎 3~5장	100g
양파 작은 것 1개	100g
생강 1~2쪽	5~10g
물	1~2컵
전분	10~20g
버터 또는 카놀라유	1큰술
휘핑크림	1/2컵
소금	적량
후추	적량
샐러리 줄기 1개	옵션

우엉 죽 재료(2인분)	
가는 우엉 뿌리 1줄	100g
양배추 잎 1~3장	50g
양파 작은 것 1개	100g
청양고추	2개
마늘 2쪽	10g
밥 1공기	220g
물	1컵
소금	적량
후추	적량
참기름	적량

우엉 수프 레시피

맛 ★★★★★
효능 ★★★

 1. 프라이팬에 버터를 녹인 뒤 양파와 생강(마늘)을 볶다가 양배추, 우엉을 넣으면서 타지 않게 살짝 볶는다. (죽으로 조리할 때는 재료를 볶지 않는다.)

 2. 살짝 볶은 것에 물이나 육수를 넣고 재료가 완전히 익을 때까지 끓인다.

 3. 앞에서 데친 재료를 한꺼번에 넣고 믹서나 핸드그라인더로 1분 이상 분쇄한다.
(죽으로 조리할 때는 밥 1공기를 준비한다.)

 4. 갈아낸 재료 전부를 냄비에 넣은 뒤 끓인다. 물에 탄 전분과 휘핑크림을 넣고, 소금으로 살짝 간을 한다.
(죽으로 조리할 때는 전분과 휘핑크림 대신 밥과 참기름을 넣고 끓인다.)

 5. 수프가 걸죽하면 물을 보충하면서 농도를 조절한다. 끓여낸 수프를 그릇에 담아낸 후 파슬리 가루와 후추를 뿌린다.

혈액 순환에 좋은
씀바귀 수프

국화과 여러해살이풀 *Ixeridium dentatum* 50cm

우리나라의 중부 이남 산야에서 자생하며 중국, 일본에도 분포한다. 흔히
잎과 뿌리를 나물로 식용하는데 이를 씀바귀 나물이라고 부른다. 잎과 줄기
에서 나오는 흰색 유즙이 쓴맛을 내는 성분이다.

씀바귀의 줄기는 높이 25~50cm로 자라고 줄기 상단부에서 잔가지가 갈
라진다. 뿌리에서 올라온 잎은 잎자루가 있고 줄기 잎은 잎자루가 없다. 잎의

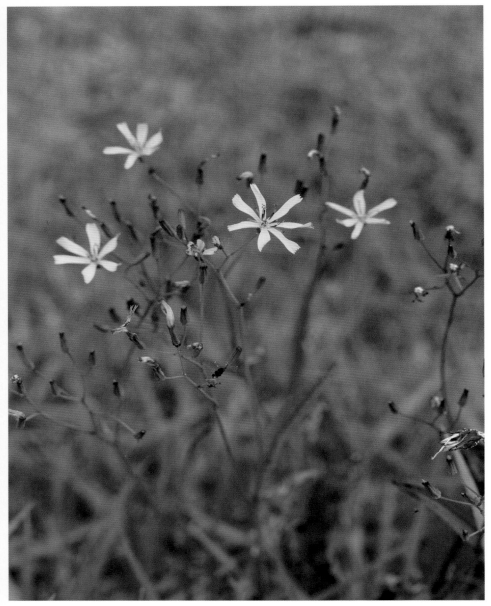

씀바귀

가장자리는 치아 모양의 톱니가 있다.

5~7월에 피는 꽃은 황색이고 꽃잎처럼 보이는 설상화는 보통 5~8개, 꽃

잎 수는 5~8개이고 흰색 꽃이 피는 것은 '흰씀바귀', 꽃잎 수가 20여 개 내외인 것은 '노랑선씀바귀', 꽃잎 수가 20여 개 내외이면서 흰색 꽃이 피는 것은 '선씀바귀', 바닷가 해변에서 자라면서 잎이 연잎처럼 둥근 것은 '갯씀바귀', 잎의 크기가 작고 주걱 모양인 것은 '좀씀바귀', 잎이 길고 가장자리가 밋밋하면서 하단부에 톱니가 있는 것은 '벋은씀바귀', 잎이 창처럼 긴 것은 '벌씀바귀'이다. 공통적으로 잎과 줄기를 자르면 흰색 유즙이 흐른다. 이들 씀바귀 종류는 대부분 씀바귀 나물이라고 부르며 봄 나물로 식용한다.

씀바귀의 효능

씀바귀 100g의 열량은 39g, 비타민 A, B, C를 함유하고 있다. 한방에서는 고채(苦菜)라고 부르며 약용하는데 해열, 해독, 조혈, 종기, 염증, 간염, 혈액 순환, 항암에 유효한 성분이 함유되어 있다.

씀바귀 수프 조리 예제

식용 방법

꽃이 피기 전의 씀바귀 어린 잎을 채취하거나 뿌리를 채취해 나물로 무쳐 먹는다. 초고추장에 무쳐 먹거나 오이 무침에 섞어서 무쳐 먹는다.

씀바귀 수프의 맛

씀바귀 수프의 맛은 쌉싸름하다. 조리된 수프에 후추를 뿌린 후 섭취하면 먹을 만하다.

레시피 포인트

씀바귀 뿌리는 육질이 두터우므로 곱게 갈리지 않는다. 씀바귀 뿌리를 믹서로 분쇄할 때는 1분 이상 분쇄한다. 씀바귀의 쓴 맛을 제거하려면 소금물에 씀바귀를 먼저 데친 후 물에 여러 번 짜내어 쓴 맛을 제거한 뒤 버터에 볶는다. 씀바귀를 넣는 분량이 많으면 쓴 맛이 강해지므로 소량만 넣는다.

씀바귀 수프 재료(2~3인분)	
씀바귀 뿌리	50g
감자 1/2개	100g
양파 작은 것 1개	100g
생강 반쪽	5g
물	1~2컵
전분	10~20g
버터 또는 카놀라유	1큰술
휘핑크림	1/2컵
소금	적량
후추	적량
샐러리 줄기 1줄	옵션

씀바귀 죽 재료(2인분)	
씀바귀 뿌리	20가닥
양배추 1~3장	50g
양파 작은 것 1개	100g
청양고추	2개
마늘 1~2쪽	5~10g
밥 1공기	220g
물	1컵
소금	적량
후추	적량
참기름	적량

씀바귀 수프 레시피

맛 ★★★☆
효능 ★★★

1. 프라이팬에 버터를 녹인 뒤 양파와 생강(마늘)을 볶다가 감자, 양배추, 씀바귀를 순서대로 넣으면서 타지 않게 살짝 볶는다. (죽으로 조리할 때는 재료를 볶지 않는다.)

2. 살짝 볶은 것에 물이나 육수를 넣고 재료가 완전히 익을 때까지 끓인다.

3. 앞에서 데친 재료를 한꺼번에 넣고 믹서나 핸드그라인더로 1분 이상 분쇄한다.
(죽으로 조리하려면 밥 1공기를 준비한다.)

4. 갈아낸 재료 전부를 냄비에 넣은 뒤 끓인다. 물에 탄 전분과 휘핑크림을 넣고, 소금으로 살짝 간을 한다.
(죽으로 조리할 때는 전분과 휘핑크림 대신 밥과 참기름을 넣고 끓인다.)

5. 수프가 걸쭉하면 물을 보충하면서 농도를 조절한다. 끓여낸 수프를 그릇에 담아낸 후 파슬리 가루와 후추를 뿌린다.

약초·허브 수프

맛있는 나물, 맛있는 수프
참취(취나물) 수프

국화과 여러해살이풀 *Aster scaber* 1~1.5m

우리나라의 산야의 반그늘에서 흔히 자라는 참취는 흔히 '취나물'이라고 불리며, 취나물이라고 불리는 나물 중에서는 가장 맛있는 나물이다. 음식 중에서는 고급 비빔밥에 들어가는 묵나물 용도와 정월 대보름 반찬으로 유명하고 명절 제사상에도 흔히 오른다.

참취의 뿌리에서 올라온 잎은 꽃이 필 때 시들고 원줄기는 높이 1.5m 이내

로 자란다. 원줄기의 상단부는 여러 개의 잔가지로 갈라지고 줄기나 잎은 대체적으로 거칠거칠한 질감이 있다. 줄기 하단 잎은 심장형이고 줄기 상단 잎은 어긋나기하며 위로 올라갈수록 잎자루가 점점 짧아지고 잎의 모양은 세모꼴~긴 타원형이다. 하단 잎과 줄기 가운데 잎은 잎자루에 날개가 있고 잎의 가장자리에는 톱니가 있다. 잎을 손으로 만지면 대체적으로 거칠한 질감을 느낄 수 있다.

꽃은 늦여름인 8~10월에 피고 지름 18~24mm의 흰색이다. 꽃은 가지 끝이나 원줄기 끝에 모여 달리고 늦가을에 성숙하는 열매에는 갈색 털이 있다.

취나물의 유사종은 개미취와 갯쑥부쟁이 등이 있는데 이 중 개미취의 어린잎은 취나물처럼 식용할 수 있지만 맛은 좋지 않다.

취나물의 효능

취나물의 전초는 동풍채(東風菜), 뿌리는 동풍채근(東風菜根)이라고 부르며 약용한다. 전초에 비타민 같은 미네랄 성분이 함유되어 있다.

잎은 뱀에 물린 상처나 타박상에 짓이겨 바르면 효능이 있다.

뿌리는 혈액 순환, 복통, 장염, 각종 통증에 효능이 있다.

식용 방법

참취의 싱싱한 어린 잎을 물에 한두 번 데친 후 물기를 짜내고 참기름에 볶아 먹으면 맛있다. 참취의

참취(취나물) 꽃

성숙한 잎은 묵나물로 만든 뒤 제삿날이나 정월 대보름에 취나물을 만들어 먹는다.

취나물 수프의 맛

취나물 수프의 맛은 쌉싸름하고 맛도 괜찮은 편이다. 조리된 수프에 후추를 뿌린 후 섭취하면 더 맛있다.

취나물 수프 조리 예제

레시피 포인트

취나물 잎은 육질이 두터우므로 곱게 갈리지 않는다. 취나물을 믹서로 분쇄할 때 1분 이상 분쇄하여 곱게 갈리도록 해 준다. 취나물의 쓴 맛을 제거하려면 소금물에 데친 후 물에 짜내어 쓴 맛을 제거한 뒤 준비한다.

취나물 수프 재료(2~3인분)	
취나물	50g
양파 작은 것 1개	100g
생강 반쪽	5g
물	1~2컵
전분	10~20g
버터 또는 카놀라유	1큰술
휘핑크림	1/2컵
소금	적량
후추	적량
샐러리 줄기 1줄	옵션

취나물 죽 재료(2인분)	
취나물	50g
양배추 잎 1~3장	50g
양파 작은 것 1개	100g
청양고추	2개
마늘 1~2쪽	5~10g
밥 1공기	220g
물	1컵
소금	적량
후추	적량
참기름	적량

취나물 수프 레시피

맛 ★★★★
효능 ★★★☆

 1. 프라이팬에 버터를 녹인 뒤 양파와 생강(마늘)을 볶다가 취나물을 순서대로 넣으면서 타지 않게 살짝 볶는다. (죽으로 조리할 때는 재료를 볶지 않는다.)

 2. 위 재료에 물이나 육수를 넣고 재료가 완전히 익을 때까지 끓인다.

 3. 앞에서 데친 재료를 한꺼번에 넣고 믹서나 핸드글라인더로 1분 이상 분쇄한다.
(죽으로 조리하려면 밥 1공기를 준비한다.)

 4. 갈아낸 재료 전부를 냄비에 넣은 뒤 끓인다. 물에 탄 전분과 휘핑크림을 넣고, 소금으로 살짝 간을 한다. (죽으로 조리할 때는 전분과 휘핑크림 대신 밥과 참기름을 넣고 끓인다.)

 5. 수프가 걸죽하면 물을 보충하면서 농도를 조절한다. 끓여낸 수프를 그릇에 담아낸 후 파슬리 가루와 후추를 뿌린다.

정말 맛있는 약초 수프
왜당귀(당귀) 수프

산형과 여러해살이풀 *Angelica acutiloba* 1m

시장에서 흔히 보는 당귀 잎은 토종 당귀(참당귀)가 아니라 일본에서 들어온 왜당귀이다. 맛은 토종 당귀가 더 좋지만 워낙 귀하기 때문에 약용 목적으로만 사용하고 식용 당귀는 밭에서 재배하는 왜당귀를 당귀라고 부르며 판매한다. 토종 당귀는 깊은 산에서 드물게 자생하는데 잎은 두텁고 큰 반면 왜당귀는 잎이 얇고 윤채가 있으며 키가 왜소하다. 맛은 서로 비슷하다.

왜당귀의 뿌리잎과 줄기 하단 잎은 잎자루가 길고 털이 없고 잎의 가장자리는 3개씩 1~3회 우상으로 갈라진다. 작은잎은 길이 5~10cm로서 가장자리에 톱니가 있고 깊게 3개로 갈라진다.

8~9월에 피는 꽃은 흰색이고 원줄기 끝과 가지 끝에서 겹우산모양화서로 무리지어 달린다. 열매는 가을에 성숙하고 긴 타원형이다.

참당귀는 우리나라의 깊은 산에서 자생하는 토종 당귀를 말하며 높이 1~2m로 자란다. 잎의 모양은 왜당귀와 달리 전체적으로 두텁고 줄기 역시 높이 2m로 자라 멀리서 보면 작은 나

당귀 수프 재료

무처럼 강건해 보인다. 왜당귀와 달리 참당귀는 비슷한 식물이 많고 그 중 독성 식물도 있다. 따라서 깊은 산에서 참당귀를 만났을 때는 잎을 찢어서 냄새를 맡아야 하는데 당귀 향이 강할 경우 참당귀이고 그렇지 않을 경우 독성 식물이거나 다른 식물이다.

당귀의 효능

왜당귀와 참당귀는 뿌리를 당귀(當歸)라 하며 약용하는데 아무래도 약용 효능은 참당귀가 더 좋다. 늦가을에 채취한 뿌리를 세척한 후 건조시킨 뒤 약용한다. 당귀는 혈액 순환, 통증, 골장, 월경 불순, 복통, 마비, 타박상 등에 효능이 있는데 특히 피를 보하는 데 효과가 좋다.

식용 방법

참당귀와 왜당귀의 연한 잎을 식용한다. 상당히 맛있는 약초이지만 가격이

당귀 수프 조리 예제

비싸기 때문에 명절 같은 특별한 날에나 먹을 수 있다. 당귀 잎은 일반적으로 육류 요리를 섭취할 때 쌈채소로 사용한다.

당귀 잎, 줄기, 뿌리는 분말을 만들어 당귀전 같은 전을 만들 때 밀가루와 섞어서 사용하는데 이것 역시 상당히 맛있다.

싱싱한 당귀 뿌리는 튀김으로 섭취할 수 있고 말린 뿌리는 삼계탕 같은 요리에 넣어 먹거나 차로 우려 마신다.

당귀 수프의 맛

당귀 수프의 맛은 상당히 맛있다. 조리된 수프에 후추를 뿌린 후 섭취하면 아주 맛나다.

레시피 포인트

당귀 잎은 육질이 날카로운 종잇장 같으므로 곱게 갈리지 않는다. 잎을 믹서로 분쇄할 때 1분 이상 분쇄한다. 당귀는 쓴 맛이 거의 없으므로 물에 데치지 않고 바로 사용한다.

당귀 수프 재료(2~3인분)	
당귀 잎과 줄기	50g
양파 작은 것 1개	100g
팽이버섯 1/2개	50g
청양고추	1개
생강 반쪽	5g
물	1~2컵
전분	10~20g
버터 또는 카놀라유	1큰술
휘핑크림	1/2컵
소금	적량
후추	적량
샐러리 줄기 1줄	옵션

당귀 죽 재료(2인분)	
당귀 잎과 줄기	50g
양배추 잎 1~3장	50g
양파 작은 것 1개	100g
청양고추	2개
마늘 1~2쪽	5~10g
밥 1공기	220g
물	1컵
소금	적량
후추	적량
참기름	적량

당귀 수프 레시피

맛 ★★★★★
효능 ★★★☆

 1. 프라이팬에 버터를 녹인 뒤 양파와 생강(마늘)을 볶다가 고추, 팽이버섯, 당귀 잎을 순서대로 넣으면서 타지 않게 살짝 볶는다. (죽으로 조리할 때는 재료를 볶지 않는다.)

 2. 앞의 재료에 물이나 육수를 넣고 재료가 완전히 익을 때까지 끓인다.

 3. 앞에서 데친 재료를 한꺼번에 넣고 믹서나 핸드글라인더로 1분 이상 분쇄한다.
(죽으로 조리하려면 밥 1공기를 준비한다.)

 4. 갈아낸 재료 전부를 냄비에 넣은 뒤 끓인다. 물에 탄 전분과 휘핑크림을 넣고, 소금으로 살짝 간을 한다. (죽으로 조리할 때는 전분과 휘핑크림 대신 밥과 참기름을 넣고 끓인다.)

 5. 수프가 걸쭉하면 물을 보충하면서 농도를 조절한다. 끓여낸 수프를 그릇에 담아낸 후 파슬리 가루와 후추를 뿌린다.

산마늘 수프

위장 질환에 특히 좋은
산마늘 수프

백합과 여러해살이풀 *Allium ochotense Prokh.* 40~70cm

산마늘은 울릉도 특산의 '울릉산마늘'의 잎을 말한다. 육지의 깊은 산에서
자생하는 유사한 식물은 '산마늘'이라고 부르는데 둘 다 잎을 식용할 목적으
로 꽃이 피기 전의 잎을 수확해 사용할 수 있다. 원래 산마늘 잎은 장아찌용
음식이었지만 수프의 재료로도 손색이 없다.

울릉산마늘은 공해가 없는 울릉도의 활엽수림과 성인봉 주위에서 군락을

울릉산마늘

이루며 자란다. 울릉산마늘의 잎은 뿌리에서 올라온 뒤 포기당 2~3개씩 달린다.

잎의 모양은 타원형~긴 타원형이고 잎의 길이는 20~30cm이다. 울릉산마늘의 잎은 강원도의 깊은 산에서 자생하는 '산마늘' 잎에 비해 기다란 편이다.

5~7월이면 잎 사이에서 긴 꽃대가 올라온 뒤 울릉산마늘의 꽃이 개화한다. 꽃은 우산모양 화서로 달리고 색상은 연한 황색이다.

울릉산마늘은 장수 식물이라는 뜻에서 '명이나물' 이라 불리면서 외지인에게 높은 가격에 판매된다. 이 때문에 울릉도에서도 남획이 꽤 심한 편이라고 한다.

울릉산마늘의 효능

울릉산마늘 또는 산마늘의 비늘줄기(두툼한 뿌리)를 약용한다. 심복통, 복

산마늘 수프 조리 예제

부 추위, 소화 불량, 유정, 해독, 종기, 이뇨에 효능이 있고 위를 보한다. 독충에 물린 상처에 짓찧어 바른다.

식용 방법

우리나라는 울릉산마늘 잎과 산마늘 잎으로 장아찌를 담가 먹는데 이 장아찌는 삼겹살 같은 육류 요리를 싸 먹을 때 사용한다.

일본 홋카이도의 아이누 원주민들은 산마늘 잎을 수프나 국물 요리에 사용한다.

시베리아에서는 산마늘의 어린 잎을 식용한다.

산마늘 수프의 맛

산마늘 수프의 맛은 담백하고 부드럽다. 조리된 수프에 후추를

울릉산마늘

뿌린 뒤 섭취하면 맛있다.

레시피 포인트

산마늘 잎은 비싼 나물이다. 구입을 하더라도 수량이 적으므로 조리 후 섭취할 수 있는 양이 적다. 감자와 함께 수프를 만들면 조리량을 두 배로 늘릴 수 있다.

산마늘 수프 재료(2~3인분)	
산마늘 잎 6장	80g
감자 1/2개	100g
양파 작은 것 1개	100g
생강 1쪽	5g
물	1컵
버터 또는 카놀라유	1큰술
휘핑크림	1/2컵
소금	적량
후추	적량

산마늘 죽 재료(2인분)	
산마늘 잎 6장	80g
양배추 잎 1~3장	50g
양파 작은 것 1개	100g
청양고추	2개
마늘 1~2쪽	5~10g
밥 1공기	220g
물	1컵
소금	적량
후추	적량
참기름	적량

산마늘 수프 레시피

맛 ★★★★☆
효능 ★★★

1. 프라이팬에 버터를 녹인 뒤 양파, 생강(마늘)을 볶다가 감자, 산마늘을 순서대로 넣으면서 타지 않게 살짝 볶는다. (죽으로 조리할 때는 재료를 볶지 않는다.)

2. 살짝 볶은 것에 물을 넣고 재료가 완전히 익을 때까지 끓인다.

3. 앞에서 데친 재료를 한꺼번에 넣고 믹서나 핸드그라인더로 1분 이상 분쇄한다.
(죽으로 조리하려면 밥 1공기를 준비한다.)

4. 갈아낸 재료 전부를 냄비에 넣은 뒤 끓인다. 물에 탄 전분과 휘핑크림을 넣고, 소금으로 살짝 간을 한다.
(죽으로 조리할 때는 전분과 휘핑크림 대신 밥과 참기름을 넣고 끓인다.)

5. 수프가 걸죽하면 물을 보충하면서 농도를 조절한다. 끓여낸 수프를 그릇에 담아낸 후 파슬리 가루와 후추를 뿌린다.

기침, 감기, 객혈에 좋은
곰취 수프

국화과 여러해살이풀 *Ligularia fischeri* 1~2m

우리나라, 중국, 시베리아, 네팔의 깊은 산과 늪초원, 계곡가에서 자생하는 국화과 식물 곰취는 어린 잎에서 향긋한 향이 나는 향미 약초로 가정 주부들에게 인기가 있다. 그 이름은 곰이 사는 깊은 산에서 나는 취나물이란 뜻에서 붙었다고 한다.

곰취의 원줄기는 높이 1~2m로 자란다. 가을이면 목본 식물이 아닐까 의심

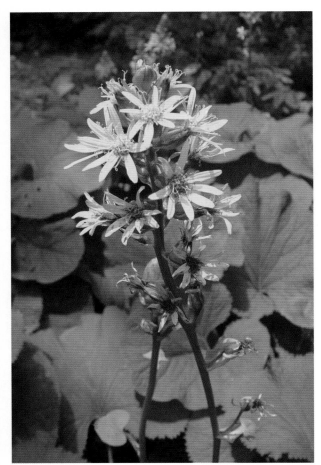

곰취 꽃

이 갈 정도로 지팡이를 꽂아놓은 것처럼 강건하게 성장한 모습을 볼 수 있다. 꽃은 7~9월에 황색으로 개화하는데 작은 국화 꽃처럼 생긴 황색 꽃들이 총상화서로 모여 달린다. 잎은 부채보다 큰데 봄에 수확한 어린 잎은 향미 채소로 사용하고 조금 더 자란 잎은 볶음 반찬으로 사용한다.

흔히 산나물의 왕이라는 별명이 있는 곰취는 산나물 중에서는 향이 가장 좋고 맛있는 나물로 정평나 있다. 이러한 장점에도 불구하고 곰취를 식용하는 나라는 우리나라밖에 없는 듯한데 최근 들어 해외의 원예 애호가 사이에서도 점점 소문이 나고 있는 듯하다.

곰취의 효능

곰취 100g에는 비타민 A, B1, B2, B6, C, E, 식이섬유, 단백질 등을 함유하고 있는데 특히 식이섬유와 비타민 B 계열의 베타카로틴 성분을 많이 함유하고 있다. 곰취는 혈액 순환, 통증, 기침, 가래, 객혈, 백일해, 노화 예방, 피

곰취 수프 조리 예제

부 미용, 변비에 효능이 있다.

식용 방법

손바닥 크기의 어린 잎은 향미 쌈 채소로 식용한다. 조금 더 큰 잎은 볶음 반찬으로 식용한다.

곰취 수프의 맛

곰취 수프의 맛은 미세 하게 쌉싸름하다. 조리된 수프에 후추를 뿌린 후 섭 취하면 맛있다.

레시피 포인트

곰취 잎은 육질이 두터우므로 곱게 갈리지 않는다. 믹서로 분쇄할 때는 1분 이상 분쇄한다. 곰취의 무거운 맛을 중화하기 위해 샐러리 줄기 1개를 준비한다. 샐러리 줄기가 없을 경우 생략한다. 샐러리는 생강, 양파를 볶을 때 다진 것을 함께 볶으면 된다.

곰취 수프 재료(2~3인분)	
곰취	100g
양배추 잎 3~5장	100g
양파 작은 것 1개	100g
샐러리 줄기	1개
생강 1쪽	5g
물	1~2컵
전분	10~20g
버터 또는 카놀라유	1큰술
휘핑크림	1/2컵
소금	적량
후추	적량

곰취 죽 재료(2인분)	
곰취	50g
양배추 잎 1~3장	50g
양파 작은 것 1개	100g
샐러리 줄기	11개
청양고추	2개
마늘 1~2쪽	5~10g
밥 1공기	220g
물	1컵
소금	적량
후추	적량
참기름	적량

곰취 수프 레시피

맛 ★★★★
효능 ★★★

 1. 프라이팬에 버터를 녹인 뒤 양파, 생강(마늘), 다진 샐러리, 고추를 볶다가 양배추, 곰취 순서로 넣으면서 타지 않게 살짝 볶는다. (죽으로 조리할 때는 재료를 볶지 않는다.)

 2. 살짝 볶은 것에 물이나 육수를 넣고 재료가 완전히 익을 때까지 끓인다.

 3. 앞에서 데친 재료를 한꺼번에 넣고 믹서나 핸드그라인더로 1분 이상 분쇄한다.
(죽으로 조리하려면 밥 1공기를 준비한다.)

 4. 갈아낸 재료 전부를 냄비에 넣은 뒤 끓인다. 물에 탄 전분과 휘핑크림을 넣고, 소금으로 살짝 간을 한다.
(죽으로 조리할 때는 전분과 휘핑크림 대신 밥과 참기름을 넣고 끓인다.)

 5. 수프가 걸죽하면 물을 보충하면서 농도를 조절한다. 끓여낸 수프를 그릇에 담아낸 후 파슬리 가루와 후추를 뿌린다.

두릅 수프

혈액 순환, 류머티즘, 감기에 좋은
두릅 수프

두릅나무과 여러해살이풀 *Aralia cordata* 2m

두릅나물의 종류는 나무두릅이라고 불리는 '두릅나무'의 새순, '땃두릅나무'의 새순, 땅에서 나는 두릅이라고 불리는 '독활'의 새순, '땅두릅'의 새순이 있다. 나무두릅은 가격이 비싸기 때문에 시장에서 좀처럼 만날 수 없는 반면, 땅두릅은 동네 채소 가게에서도 제철이면 흔히 만날 수 있다. 사실 가정이나 음식점에서 흔히 먹는 두릅은 거의 다 땅두릅이고 대부분 독활의 새

두릅(땅두릅)

순이거나 개량종의 새 순이다.

두릅과 비슷한 나물은 음나무(엄나무) 순인 '개두릅'과 참죽나무 순인 '가죽나물'이 있다. 가죽나물은 향기가 고약하고, 음나무 순은 한약재 향기이지만 둘 다 향미가 땅두릅에 비해 못하다. 그러므로 수프 재료로 사용하는 두릅 나물은 제철이면 채소 가게에서 쉽게 구할 수 있는 독활의 새순을 사용하는데 보통은 '두릅' 또는 '땅두릅'이란 이름으로 판매하고 있다.

가장 맛있는 두릅은 두릅나무 새순인데 흔히 '참두릅'이라고 불린다. 이 참두릅은 채소 가게가 아닌 농산물 도매상이나 한약방 골목의 약초 노점상에서 구입할 수 있다. 참고로 나무두릅 종류는 새순의 밑 부분이 목질로 되어 있으므로 땅두릅과 구별할 수 있다.

두릅의 효능

땅두릅인 독활은 한방에서 뿌리를 약용하지만 새순에도 비슷한 효능이 있을 것으로 추정된다.

독활의 뿌리는 이뇨,
종기, 신경통, 두통,
혈액 순환, 지통, 기
침, 류머티즘에 효
능이 있다. 일반적으로 혈액
순환, 감기, 혈액 부족으로 발생하
는 신경통 약으로 사용한다.

땅두릅으로 판매되는 독활 새순

식용 방법

두릅은 뜨거운 물에 데친 뒤 초고추장에 찍어 먹는 것이 일반적인 섭취 방
법이지만 고추장 볶음 요리나 졸임으로도 섭취할 수 있다.

두릅 수프 조리 예제

두릅 수프의 맛

두릅 특유의 향미와 휘핑크림의 향미가 섞이면서 특유의 향미가 난다. 맛은 은근히 쌉싸름하다. 조리된 수프에 후추를 뿌린 후 섭취하면 상당히 맛있다.

레시피 포인트

두릅은 육질이 두터우므로 곱게 갈리지 않는다. 믹서로 분쇄할 때는 1분 이상 분쇄한다. 나무두릅을 재료로 사용할 경우 밑둥의 목질과 가시를 충분히 제거하고 사용한다.

두릅 수프 재료(2~3인분)	
두릅	5~6개
양파 작은 것 1개	100g
생강 1쪽	5g
물	1컵
전분	10~20g
버터 또는 카놀라유	2작은술
휘핑크림	1/2컵
소금	적량
후추	적량
샐러리 줄기 1줄	옵션

두릅 죽 재료(2인분)	
두릅	5~6개
양파 작은 것 1개	100g
청양고추	2개
마늘 2쪽	10g
밥 1공기	220g
물	1컵
소금	적량
후추	적량
기름	적량

두릅 수프 레시피

맛 ★★★★★
효능 ★★★★

 1. 프라이팬에 버터를 녹인 뒤 양파와 생강(마늘)을 볶다가 두릅을 넣으면서 타지 않게 살짝 볶는다. (죽으로 조리할 때는 재료를 볶지 않는다.)

 2. 살짝 볶은 것에 물이나 육수를 넣고 재료가 완전히 익을 때까지 끓인다.

 3. 앞에서 데친 재료를 한꺼번에 넣고 믹서나 핸드그라인더로 1분 이상 분쇄한다. (죽으로 조리하려면 밥 1공기를 준비한다.)

 4. 갈아낸 재료 전부를 냄비에 넣은 뒤 끓인다. 물에 탄 전분과 휘핑크림을 넣으면서 원하는 농도를 만든다. 소금으로 살짝 간을 한다. (죽으로 조리할 때는 전분과 휘핑크림 대신 밥과 참기름을 넣고 끓인다.)

 5. 수프가 걸쭉하면 물을 보충하면서 농도를 조절한다. 끓여낸 수프를 그릇에 담아낸 후 파슬리 가루와 후추를 뿌린다.

꾸지뽕 잎 수프

각종 진통에 효능이 있는
꾸지뽕 잎 수프

뽕나무과 낙엽활엽소교목 *Maclura tricuspidata* 8m

꾸지뽕나무는 우리나라의 중부 이남과 히말라야 산맥, 중국 등지에서 자생하는 뽕나무과의 낙엽활엽소교목이다. 우리나라의 경우 해발 1,000m 이하의 양지바른 산지에서 자생하는 꾸지뽕나무는 높이 3~8m 내외, 잎은 감나무 잎과 닮았지만 부드러운 편이다.

5~6월에 피는 암꽃과 수꽃이 서로 다른 나무에서 개화하는 이가화이다.

꾸지뽕 어린 잎

뽕나무 어린 잎

암꽃은 자잘한 꽃들이 둥글게 모여 달리고, 수꽃은 3~5개의 화피 열편이 있고 수술은 4개이다. 9~10월이면 붉은색의 둥근 열매가 결실을 맺는데 이 열매는 사람이 식용할 수 있다.

꾸지뽕나무의 효능

꾸지뽕나무의 수피, 근피, 열매를 한방에서 약용한다. 요통, 객혈, 유정, 타박상, 소염, 신경통, 습진, 폐결액에 효능이 있다.

꾸지뽕 잎 수프 조리 예제

식용 방법

어린 잎을 수확해 나물로 무쳐 먹는다. 온화하고 푹신푹신한 식감이 나물 반찬으로 좋다.

꾸지뽕 잎 수프의 맛

꾸지뽕나무, 뽕나무, 닥나무 어린 잎 수프의 맛은 온화하고 부드럽다. 조리 된 수프에 후추를 뿌린 뒤 섭취하면 먹을 만하지만, 다진 샐러리 줄기를 넣어 서 조리하면 더욱 맛있다.

레시피 포인트

봄철에 꾸지뽕의 어린 잎을 준비하되 구할 수 없을 때에는 뽕나무 어린 잎 이나 닥나무 어린 잎을 준비한다. 셋 다 뽕나무과 식물이자 어린 잎의 맛이 서로 비슷하므로 섞어서 조리해도 상관없다. 참고로 뽕나무과 나무들의 어린 잎은 대부분 식용할 수 있을 뿐 아니라 부드럽고 푹신푹신한 식감이 색다른 별미이다.

꾸지뽕 잎 수프 재료(2~3인분)	
꾸지뽕 어린 잎	50g
뽕나무 어린 잎	옵션
닥나무 어린 잎	옵션
양배추 잎 1~3장	50g
양파 작은 것 1개	100g
샐러리 줄기 1줄	옵션
생강 반쪽	5g
물	1~2컵
전분	10~20g
버터 또는 카놀라유	2작은술
휘핑크림	1/2컵
소금	적량
후추	적량

꾸지뽕 잎 죽 재료(2인분)	
꾸지뽕 어린 잎	50g
양배추 잎 1~3장	50g
양파 작은 것 1개	100g
청양고추	2개
마늘 1~2쪽	5~10g
밥 1공기	220g
물	1컵
소금	적량
후추	적량
참기름	적량

꾸지뽕 잎 수프 레시피

맛 ★★★★☆
효능 ★★★

 1. 프라이팬에 버터를 녹인 뒤 양파와 생강(마늘)을 볶다가 양배추, 꾸지뽕 잎을 순서대로 넣으면서 타지 않게 살짝 볶는다. (죽으로 조리할 때는 재료를 볶지 않는다.)

 2. 살짝 볶은 것에 물이나 육수를 넣고 재료가 완전히 익을 때까지 끓인다.

 3. 앞에서 데친 재료를 한꺼번에 넣고 믹서나 핸드그라인더로 1분 이상 분쇄한다.
   (죽으로 조리하려면 밥 1공기를 준비한다.)

 4. 갈아낸 재료 전부를 냄비에 넣은 뒤 끓인다. 물에 탄 전분과 휘핑크림을 넣고, 소금으로 살짝 간을 한다.
   (죽으로 조리할 때는 전분과 휘핑크림 대신 밥과 참기름을 넣고 끓인다.)

 5. 수프가 걸쭉하면 물을 보충하면서 농도를 조절한다. 끓여낸 수프를 그릇에 담아낸 후 파슬리 가루와 후추를 뿌린다.

각종 염증에 좋은
왕고들빼기 수프

국화과 한/두해살이풀 *Lactuca indica* 2m

　가을이면 농촌의 시골길이나 들판에서 멀대같이 1.5~2m 높이로 자라는 야생화가 있는데, 옅은 노란색 꽃이 주렁주렁 달려 있다면 대게 왕고들빼기 이다. 꽃 모양과 잎 모양도 기억하기 쉬운 모양이기 때문에 봄철에 나물이 필요한 경우 쉽게 채취할 수 있다. 대도시 근교의 시골길에서 흔하게 자생하는 야생화이다.

왕고들빼기

왕고들빼기의 근생엽은 피침형~약간 넓은 피침형이고 가장자리가 결각상 톱니가 있다. 언뜻 보면 냉이 잎이나 씀바귀 잎과 비슷하지만 잎의 크기가 2~3배 크므로 쉽게 찾아낼 수 있다. 나물로 섭취하는 부분은 봄철에 올라온 근생엽이다. 근생엽은 원줄기가 올라올 무렵에 말라 비틀어진다.

7~9월에 개화하는 왕고들빼기의 꽃은 원뿔모양꽃차례로 동전 크기의 꽃들이 몇 개씩 달린다. 꽃의 모양은 고들빼기 꽃과 비슷하지만 크기는 조금 더

왕고들빼기 꽃

왕고들빼기 수프 조리 예제

크고 꽃의 색상은 노란색이거나 흰색에 가까운 밝은 노란색이다.

왕고들빼기의 효능

왕고들빼기의 전초는 해열, 종기, 편도선염, 자궁염, 유선염에 효능이 있고 위와 피를 보한다.

식용 방법

왕고들빼기의 줄기가 올라오기 전 땅에서 올라온 잎을 채취해 나물로 식용한다. 씀바귀와 마찬가지로 쌉싸름한 맛이 일품인데 씀바귀에 비해 쓴 맛이 적기 때문에 쌈거리 채소로 식용할 수 있다.

왕고들빼기 잎을 식용하는 나라는 우리나라 외에도 대만, 일본, 말레이시아, 인도네시아 등이고 상업적으로 입을 수확하기 위해 재배한다.

우리나라에서는 봄철에만 왕고들빼기 잎을 판매하는데, 장사꾼들이 이것의 정확한 이름을 몰라 대부분 '야생화 잎'이라는 이름으로 판매한다.

왕고들빼기 수프의 맛

수프의 맛은 미세하게 쌉싸름하고 맛있다. 조리된 수프에 후추를 뿌린 후 섭취하면 아주 맛있다.

레시피 포인트

왕고들빼기 잎은 믹서에 곱게 분쇄되지 않는다. 믹서로 분쇄할 때는 1분 이상 분쇄한다.

왕고들빼기 수프 재료(2~3인분)	
왕고들빼기 잎	50g
양배추 잎 3~5장	100g
양파 작은 것 1개	100g
마늘 2~3쪽	10~15g
물	1컵
전분	10~20g
버터 또는 카놀라유	2작은술
휘핑크림	1/2컵
소금	적량
후추	적량
샐러리 줄기 1줄	옵션

왕고들빼기 죽 재료(2인분)	
왕고들빼기 잎	50g
양배추 잎 1~3장	50g
양파 작은 것 1개	100g
청양고추	2개
마늘 2~3쪽	10~15g
밥 1공기	220g
물	1컵
소금	적량
후추	적량
참기름	적량

왕고들빼기 수프 레시피

맛 ★★★★★
효능 ★★★

 1. 프라이팬에 버터를 녹인 뒤 양파, 마늘(생강), 다진 샐러리를 볶다가 양배추, 왕고들빼기 잎을 순서대로 넣으면서 타지 않게 살짝 볶는다. (죽으로 조리할 때는 재료를 볶지 않는다.)

 2. 살짝 볶은 것에 물이나 육수를 넣고 재료가 완전히 익을 때까지 끓인다.

 3. 앞에서 데친 재료를 한꺼번에 넣고 믹서나 핸드그라인더로 1분 이상 분쇄한다.
(죽으로 조리하려면 밥 1공기를 준비한다.)

 4. 갈아낸 재료 전부를 냄비에 넣은 뒤 끓인다. 물에 탄 전분과 휘핑크림을 넣고, 소금으로 살짝 간을 한다.
(죽으로 조리할 때는 전분과 휘핑크림 대신 밥과 참기름을 넣고 끓인다.)

 5. 수프가 걸죽하면 물을 보충하면서 농도를 조절한다. 끓여낸 수프를 그릇에 담아낸 후 파슬리 가루와 후추를 뿌린다.

원기 회복, 체력 회복에 좋은
인삼 수프

두릅나무과 여러해살이풀 *Panax ginseng 60cm*

인삼은 우리나라와 중국, 러시아 일대에서 자생하는 산삼을 재배한 것이다. 이 중 고려인삼은 특별히 우리나라에서 경작한 품종을 말하며, 중국, 러시아, 미국 일대에서 자생하는 인삼(산삼)은 우리나라의 품종과는 조금 다르지만 모두 인삼이라고 칭한다.

인삼의 성장 속도는 매우 느리다. 재배한 품종은 보통 5~6년생을 수확한

다음 인삼, 홍삼, 수삼 등으로 가공한 뒤 시장에 출하한다. 인삼의 종주국답게 세계에서도 우리나라의 고려인삼을 가장 높이 쳐 준다.

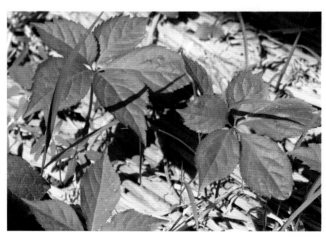

인삼 싹의 뿌리

'산삼'은 야생 삼, 즉 사람이 재배하지 않고 산에서 자연적으로 발생하고 자라는 산삼을 말한다.

'인삼'은 농가에서 재배 시설을 만들어 놓고 경작하는 산삼의 한 종류이다. 당연히 깊은 산에서 자연의 이슬을 머금고 자라는 산삼에 비해서는 영양 성분이 낮을 수밖에 없다.

'장뇌삼'은 산 속의 비밀 장소에 산삼이 자랄 만한 환경을 만들어 놓고 재배한 인삼의 한 종류이다. 밭에서 재배한 인삼보다는 가치를 조금 더 높이 쳐 준다.

'수삼'은 수확한 인삼 중 가공이나 건조를 시키지 않은 상태의 생인삼을 말한다.

'백삼'은 4년생 인삼의 껍질을 벗긴 뒤 상품화한 인삼을 말한다 '홍삼'은 6년생 인삼을 인삼이 채질에 맞지 않는 사람들이 복용할 수 있도

인삼 잎

록 수증기로 찐 뒤 건조시킨 인삼을 말한다. 인삼은 뜨거운 성질인데 홍삼으로 가공하면 뜨거운 성질이 약화되므로 인삼이 체질에 맞지 않는 사람은 홍삼을 복용하면 된다.

인삼의 효능

인삼과 홍삼에는 탄수화물, 당질, 단백질, 비타민 B1, B2, B6, B9, C, E, 식이섬유, 아연, 인, 철분, 지질(脂質), 칼륨, 칼슘, 회분, 사포닌 등이 함유되어 있는데 약초와 야채류 중에서도 단백질과 식이섬유 함량이 상당히 높은 편이다.

인삼 및 홍삼은 자양 강장, 병후 신체 허약, 기억력 증진, 노화 예방, 권태에 좋은데 일반적으로 허약한 신체를 단기간에 끌어올리고 기를 보할 목적으로 섭취한다.

인삼 수프 조리 예제

식용 방법

건조시킨 인삼은 자양 강장 약으로 약용하는데 즙을 내거나 인삼차, 인삼 술로 복용한다.

인삼의 어린 뿌리와 어린 싹은

무침, 볶음 반찬으로 식용할 수 있다.

인삼 수프의 맛

인삼 수프의 맛은 조금 쓰고 쌉싸름하다. 조리된 수프에 후추를 뿌린 후 섭취하면 나름 맛있다. 건강에 좋은 음식이라 생각하고 섭취한다.

레시피 포인트

인삼 수프에 사용하는 것은 인삼 싹이거나 인삼의 어린 뿌리이고 생것을 사용한다. 인삼의 싹이나 어린 뿌리는 육질이 두터우므로 곱게 갈리지 않는다. 믹서로 갈 때 1분 이상 분쇄한다. 쌉싸름한 맛을 줄이려면 감자 혹은 당근과 배합해 수프를 조리한다.

인삼 수프 재료(2~3인분)	
인삼 싹의 뿌리	50g
감자 1/2개	100g
양파 작은 것 1개	100g
생강 반쪽	5g
물	1컵
버터 또는 카놀라유	2작은술
휘핑크림	1/2컵
소금	적량
후추	적량

인삼 수프 레시피

맛 ★★★★
효능 ★★★★

 1. 프라이팬에 버터를 녹인 뒤 양파와 생강(마늘)을 볶다가 감자, 인삼을 순서대로 넣으면서 타지 않게 살짝 볶는다. (죽으로 조리할 때는 재료를 볶지 않는다.)

 2. 살짝 볶은 것에 물이나 육수를 넣고 재료가 완전히 익을 때까지 끓인다.

 3. 앞에서 데친 재료를 한꺼번에 넣고 믹서나 핸드그라인더로 1분 이상 분쇄한다.
(죽으로 조리하려면 밥 1공기를 준비한다.)

 4. 갈아낸 재료 전부를 냄비에 넣은 뒤 끓인다. 물에 탄 전분과 휘핑크림을 넣고, 소금으로 살짝 간을 한다.
(죽으로 조리할 때는 전분과 휘핑크림 대신 밥과 참기름을 넣고 끓인다.)

 5. 수프가 걸죽하면 물을 보충하면서 농도를 조절한다. 끓여낸 수프를 그릇에 담아낸 후 파슬리 가루와 후추를 뿌린다.

혈액 순환에 좋은
홍화(잇꽃) 수프

국화과 두해살이풀 *Carthamus tinctorius* 0.5~1m

홍화 씨 기름을 수확하기 위해 고대 이집트에서부터 인간이 재배해 온 홍화는 특히 중국, 일본, 티벳 등지에서 많이 재배하고 있다. 이집트가 원산지인 홍화는 국내에서도 홍화 씨 기름을 얻기 위해 밭 작물로 재배하는데 홍화의 국내 정명은 '잇꽃', 해외에서의 허브명은 '사플라워(Safflower)'이다.

홍화(잇꽃)는 인류 문명이 재배한 작물 가운데 가장 유서 깊은 작물 중 하

홍화의 어린 잎과 뿌리

나이다. 고대 이집트의 파라오 투탕카멘의 무덤 유적지에서 홍화로 만든 화환이 발견된 것으로 보아 최소 기원전 1,800~2,000년부터 홍화를 재배한 것으로 추정된다.

이집트의 홍화는 지중해와 중앙아시아를 경유해 전세계에 전래되었는데 아시아의 경우 인도와 중국에서 주요 작물로 번성하였다. 지금의 홍화 재배는 옥수수 기름처럼 상업성이 없어서 대부분 소규모의 농가에서 재배한다.

홍화의 원줄기는 우리나라의 경우 높이 0.5~1m로 자라지만 원산지에서는 높이 1.5m까지 자란다. 꽃은 7~8월에 피며 엉겅퀴 꽃과 비슷하지만 노란색~주황색으로 개화하고 여러 송이가 머리모양화서로 모여서 달린다. 잎은 어긋나기하고 넓은 피침형이며 가장자리에 가시 같은 것이 있지만 어린 잎은 부드럽고 지방질(홍화 기름)이 풍부해서 나물 요리에 안성맞춤이고 식감도 좋다.

홍화의 효능

홍화 꽃은 히스테리, 해열, 홍역, 가래, 정신 공황, 황달 등에 차로 우려 마신다. 홍화 꽃은 또한 어혈에 의한 통증, 혈액 순환, 관절염, 피부 발진, 간에 효능이 있다. 홍화 기름은 혈액 순환, 해독에 효능이 있다.

식용 방법

어린 싹(어린 잎)과 어린 뿌리는 나물로 식용한다. 어린 싹은 샐러드로 섭취할 수 있다. 종자는 홍화 씨 기름을 추출한 뒤 식용하거나 약용한다. 홍화 꽃은 황색 식용 색소 기능을 하여 스튜, 수프, 제빵에서 사용하는데 값비싼 샤프란 향신료의 대용이라고 하여 '개샤프란'이라고도 불린다.

홍화 수프 조리 예제

홍화 수프의 맛

특별한 향기가 없지만 식물체에 기름 성분이 풍부해 부드럽고 맛있다. 후추를 뿌린 뒤 섭취한다.

레시피 포인트

수프의 재료는 홍화 싹과 어린 뿌리이다. 섬유질이 질기므로 믹서로 분쇄할 때 1분 이상 분쇄한다.

홍화 수프 재료(2~3인분)	
홍화 어린 싹과 뿌리	100g
양배추 잎 1~3장	50g
양파 작은 것 1개	100g
생강 1쪽	10g
물 또는 육수	1~2컵
전분	10~20g
버터 또는 카놀라유	2작은술
휘핑크림	1/2컵
소금	적량
후추	적량

홍화 죽 재료(2~3인분)	
홍화 어린 싹과 뿌리	100g
양배추 잎 1~3장	50g
양파 작은 것 1개	100g
청양고추	1개
마늘 2쪽	10g
밥 1공기	220g
물	1컵
소금	적량
후추	적량
참기름	적량

홍화(잇꽃) 수프 레시피

맛 ★★★★☆
효능 ★★★

 1. 프라이팬에 버터를 녹인 뒤 양파와 생강(마늘)을 볶다가 양배추, 홍화를 순서대로 넣으면서 타지 않게 살짝 볶는다. (죽을 만들 때는 재료를 볶지 않는다.)

 2. 살짝 볶은 것에 물이나 육수를 넣고 재료가 완전히 익을 때까지 끓인다.

 3. 앞에서 데친 재료를 한꺼번에 넣고 믹서나 핸드그라인더로 1분 이상 분쇄한다.
(죽으로 조리할 때는 밥 1공기를 준비한다.)

 4. 갈아낸 재료 전부를 냄비에 넣은 뒤 끓여 준다. 물에 탄 전분과 휘핑크림을 넣어 원하는 농도로 만든 뒤, 소금으로 살짝 간을 한다. (죽으로 조리할 때는 휘핑크림 대신 밥과 참기름을 넣은 뒤 끓인다.)

 5. 수프가 걸죽하면 물을 보충하면서 농도를 조절한다. 끓여낸 수프를 그릇에 담아낸 후 파슬리 가루와 후추를 뿌린다.

루꼴라 수프

피부 미용, 노화 예방에 좋은

루꼴라(로켓) 수프

십자화과 한해살이풀 *Eruca sativa* 0.2~1m

　루꼴라는 허브의 하나로 무처럼 생겼지만 잎이 얇고 부드러운 약간의 단맛이 있는 매운맛 계열 허브이다. 우리나라에서는 루꼴라 잎을 피자에 토핑하는 것이 유행하면서 알려졌지만 서양에서는 흔히 먹는 샐러드 채소 중 하나이다. 이탈리아에서는 루꼴라(Rucola), 영어권에서는 로켓(Rocket) 샐러드, 또는 이탈리아 방언인 아루굴라(Arugula)라는 이름으로 불린다.

채취한 루꼴라

지중해 연안과 시리아, 레바논, 모로코, 포르투갈이 원산지인 루꼴라는 고대 로마에서부터 재배하였고 후에 중부 유럽에 전래된 뒤 독일에서 샐러드용 채소로 소비되었지만 매운 맛 때문에 큰 인기를 얻지 못했다. 지금은 서양에서도 매운 맛 붐이 불면서 샐러드 요리의 매운 맛을 내기 위한 채소로 흔히 사용한다.

루꼴라 수프 조리 예제

루꼴라의 원줄기는 높이 20~100cm로 자라고 뿌리에서 올라온 잎은 열무 잎처럼 생겼지만 작고 부드럽고 털이 없다.

꽃은 지름 2~4cm이고 무 꽃과 비슷한 보랏빛이 도는 흰색 꽃이 핀다.

루꼴라의 효능

루꼴라 잎에는 단백질, 겨자 성분, 루테인, 베타카로틴, 글루코시놀레이트, 설포라판, 엽산, 요오드가 함유되어 있다. 루꼴라의 겨자 성분은 매운 맛을 내는 주성분이다.

루꼴라에는 피부 미용, 소염, 노화 예방, 심혈관 질환, 암을 예방하는 성분이 함유되어 있다. 루꼴라의 종자는 당뇨에 좋은 성분이 함유되어 있다.

루꼴라는 시금치와 비슷하게 결석에는 좋지 않으므로 신장 결석 환자는 섭취를 피하는 것이 좋다.

식용 방법

루꼴라를 즐겨 먹는 나라는 이탈리아인데 주로 피자에 토핑하는 야채로 사용하거나 매운 맛 샐러드로 섭취한다.

루꼴라 수프 조리 예제

루꼴라 수프의 맛

조리된 수프를 그릇에 담아낸 뒤 후추를 뿌린 후 섭취한다. 생강의 강한 맛과 달듯 말듯한 루꼴라의 맛이 환상적인 궁합을 보여 준다. 맛있는 수프 요리 중의 하나이다.

레시피 포인트

 고지방 섭취를 피해야 할 경우 재료를 볶지 않고 데쳐도 상관없지만 맛은
조금 떨어진다. 수프를 조리할 때 생강을 사용하면 강한 향미의 수프가 된다.
루꼴라는 한 번에 다량 섭취하는 것을 피하는 것이 좋고 보통 10g 이내만 섭
취한다. 수프를 조리할 때도 루꼴라 잎 10g 정도만 준비해도 충분히 맛있는
수프가 나온다.

루꼴라 수프 재료(2인분)	
루꼴라 잎	10g
양배추 잎 1~2장	50g
양파 작은 것 반쪽	50g
생강 1쪽	10g
물	1~2컵
전분	10~20g
버터 또는 올리브유	1작은술
휘핑크림	1/2컵
소금	적량
후추	적량

루꼴라죽 재료(2인분)	
루꼴라 잎	10g
양배추 잎 1~2장	50g
양파 작은 것 1개	100g
밥 1공기	220g
생강 1쪽	10g
마늘 1쪽	5g
볶은 깨	적량
물	1~2컵
소금	적량
후추	적량
참기름	적량

루꼴라 수프 레시피

맛 ★★★★★
효능 ★★★☆

 1. 프라이팬에 버터를 녹인 뒤 양파와 생강(마늘)을 볶다가 양배추, 루꼴라를 순서대로 넣으면서 타지 않게 살짝 볶는다. (죽을 만들 때는 재료를 볶지 않는다.)

 2. 살짝 볶은 것에 루꼴라 잎과 물을 넣고 재료가 완전히 익을 때까지 끓인다.

 3. 앞에서 데친 재료를 한꺼번에 넣고 믹서나 핸드그라인더로 30초 이상 분쇄한다.
(죽으로 조리할 때는 밥 1공기를 준비한다.)

 4. 갈아낸 재료 전부를 냄비에 넣은 뒤 끓여 준다. 물에 탄 전분과 휘핑크림을 넣어 원하는 농도로 만든 뒤, 소금으로 살짝 간을 한다. (죽으로 조리할 때는 휘핑크림 대신 밥과 참기름을 넣은 뒤 끓인다.)

 5. 수프가 걸쭉하면 물을 보충하면서 농도를 조절한다. 끓여낸 수프를 그릇에 담아낸 후 파슬리 가루와 후추를 뿌린다.

찾아보기